MONOGRAPHIEN AUS DEM GESAMTGEBIETE DER PSYCHIATRIE

MONOGRAPHIEN AUS DEM GESAMTGEBIETE DER PSYCHIATRIE

Herausgegeben von
H. Hippius, München · W. Janzarik, Heidelberg · C. Müller, Onnens (VD)

Band 80   Psychoneuroimmunologie psychiatrischer Erkrankungen
          Untersuchungen bei Schizophrenie und affektiven Psychosen
          Von N. Müller (ISBN 3-540-59459-0)

Band 81   Schlaf, Schlafentzug und Depression
          Experimentelle Studien zum therapeutischen Schlafentzug
          Von M.H. Wiegand (ISBN 3-540-59322-5)

Band 82   Qualitative Diagnostikforschung
          Inhaltsanalytische Untersuchungen zum psychotherapeutischen Erstgespräch
          Von J. Frommer (ISBN 3-540-60956-3)

Band 83   Familiendiagnostik bei Drogenabhängigkeit
          Eine Querschnittstudie zur Detailanalyse von Familien
          mit opiatabhängigen Jungerwachsenen
          Von R. Thomasius (ISBN 3-540-61003-0)

Band 84   Psychische Störungen bei Krankenhauspatienten
          Eine epidemiologische Untersuchung zu Diagnostik, Prävalenz und
          Behandlungsbedarf psychiatrischer Morbidität
          bei internistischen und chirurgischen Patienten
          Von V. Arolt (ISBN 3-540-63142-9)

Band 85   Subsyndrome der chronischen Schizophrenie
          Untersuchungen mit bildgebenden Verfahren
          zur Heterogenität schizophrener Psychosen
          Von J. Schröder (ISBN 3-540-63830-X)

Band 86   Kosten und Kostenwirksamkeit der gemeindepsychiatrischen Versorgung
          von Patienten mit Schizophrenie
          Von H.J. Salize und W. Rössler (ISBN 3-540-64540-3)

Band 87   Psychosen des schizophrenen Spektrums bei Zwillingen
          Ein Beitrag zur Frage von Umwelt und Anlage
          in der Ätiologie „endogener" Psychosen
          Von E. Franzek und H. Beckmann (ISBN 3-540-64786-4)

Band 88   Arbeitsrehabilitation in der Psychiatrie
          Prospektive Untersuchungen zu Indikationen, Verläufen und zur Effizienz
          arbeitsrehabilitativer Maßnahmen
          Von T. Reker (ISBN 3-540-7985-1141-1)

Band 89   Borna Disease Virus
          Mögliche Ursache neurologischer und psychiatrischer Störungen des Menschen
          Von K. Bechter (ISBN 3-540-7985-1140-3)

Band 90   Psychiatrische Komorbidität bei Alkoholismus und Verlauf der Abhängigkeit
          Von M. Driessen (ISBN 3-7985-1169-1)

Martin Driessen

Psychiatrische Komorbidität bei Alkoholismus und Verlauf der Abhängigkeit

Mit 15 Abbildungen

Springer-Verlag Berlin Heidelberg GmbH

PD Dr. Martin Driessen

Klinik für Psychiatrie
Medizinische Universität zu Lübeck
Ratzeburger Allee 160
D-23538 Lübeck

und

Psychiatrische Klinik
Krankenhausanstalten Gilead
Remterweg 79–81
D-33617 Bielefeld

ISBN 978-3-662-22362-8   ISBN 978-3-662-22361-1 (eBook)
DOI 10.1007/978-3-662-22361-1

Die Deutsche Bibliothek – CIP-Einheitsaufnahme
Driessen, Martin: Psychiatrische Komorbidität bei Alkoholismus und Verlauf der Abhängigkeit / Martin Driessen. – Darmstadt: Steinkopff, 1999
    (Monographien aus dem Gesamtgebiete der Psychiatrie; Bd. 90)
    ISBN 978-3-662-22362-8

Dieses Werk ist urheberrechtlich geschützt. Die dadurch begründeten Rechte, insbesondere die der Übersetzung, des Nachdrucks, des Vortrags, der Entnahme von Abbildungen und Tabellen, der Funksendung, der Mikroverfilmung oder der Vervielfältigung auf anderen Wegen und der Speicherung in Datenverarbeitungsanlagen, bleiben, auch bei nur auszugsweiser Verwertung, vorbehalten. Eine Vervielfältigung dieses Werkes oder von Teilen dieses Werkes ist auch im Einzelfall nur in den Grenzen der gesetzlichen Bestimmungen des Urheberrechtsgesetzes der Bundesrepublik Deutschland vom 9. September 1965 in der Fassung vom 24. Juni 1985 zulässig. Sie ist grundsätzlich vergütungspflichtig. Zuwiderhandlungen unterliegen den Strafbestimmungen des Urheberrechtsgesetzes.

© 1999 by Springer-Verlag Berlin Heidelberg
Ursprünglich erschienen bei Dr. Dietrich Steinkopff Verlag, GmbH & Co. KG Darmstadt in 1999
Softcover reprint of the hardcover 1st edition 1999

Verlagsredaktion: Sabine Ibkendanz – Herstellung: Renate Münzenmayer
Umschlaggestaltung: Erich Kirchner, Heidelberg

Die Wiedergabe von Gebrauchsnamen, Handelsnamen, Warenbezeichnungen usw. in dieser Veröffentlichung berechtigt auch ohne besondere Kennzeichnung nicht zu der Annahme, daß solche Namen im Sinne der Warenzeichen- und Markenschutz-Gesetzgebung als frei zu betrachten waren und daher von jedermann benutzt werden dürften.

SPIN 10725864   85/7231-5 4 3 2 1 0 – Gedruckt auf säurefreiem Papier

Geleitwort

Seit der Entwicklung der operationalen Diagnostik, also seit Erscheinen des DSM-III und der ICD-10, ist das frühere Konzept der Mehrfachdiagnosen, die in den Zeiten vor Einführung der EDV eher unerwünscht waren, in die Komorbidität psychischer Störungen einschließlich der Persönlichkeitsstörungen übergegangen. Eine Voraussetzung hierfür war die Entwicklung von strukturierten oder standardisierten Instrumenten, welche die Entwicklung der deskriptiven, kriterienorientierten Diagnostik begleiteten und eine zuverlässige Stellung von Diagnosen ermöglichten. So fand sich bei der Alkoholabhängigkeit, aber auch bei weiteren Abhängigkeitserkrankungen eine hohe Komorbidität.
Es ist das Verdienst von Herrn PD Dr. Martin Driessen, sich der Frage der Komorbidität im Bereich des Alkoholismus und zahlreicher hiermit verbundener Problemstellungen zugewandt zu haben. Seine umfangreiche Studie, die er im Rahmen der Lübekker Klinik für Psychiatrie durchführte, hat einige überraschende Ergebnisse zu Tage gefördert. Patienten mit früh einsetzenden Angststörungen sind möglicherweise besonders häufig durch einen später einsetzenden sekundären Alkoholismus gefährdet. Zusätzlich vorhandene Persönlichkeitsstörungen befördern die Abhängigkeitsentwicklung und tragen zu einer ungünstigen Prognose bei. Besonders wichtig für die Betreuung der Patienten ist der Zusammenhang zwischen Alkoholabhängigkeit und Komorbidität in Beziehung zum Suizidversuchsrisiko und damit auch zum gefürchteten Suizid. Für die klinische Behandlung, vor allem aber für die prognostische Beurteilung sind diese Ergebnisse höchst wertvoll.
Angesichts der immer noch ungünstigen Prognose schwerer Abhängigkeitserkrankungen sollte als ein weiteres Ergebnis dieser Studie auf die Vorstellung von einem geschlossenen Krankheitsbild Alkoholismus verzichtet werden. Es müssen Subgruppen identifiziert und nach differentieller Indikation jeweils optimale Therapieformen entwickelt werden.
Ich wünsche der vorliegenden Monographie und ihren Ergebnissen ein interessiertes Fachpublikum und beglückwünsche Herrn PD Dr. Driessen zu seiner zukunftsweisenden Arbeit.

Lübeck, im Februar 1999   Horst Dilling

Vorwort

> "Was machst du da?" fragte er den Säufer, den er stumm vor einer Reihe leerer und einer Reihe voller Flaschen sitzend antraf. "Ich trinke", antwortete der Säufer mit düsterer Miene. "Warum trinkst Du?" fragte ihn der kleine Prinz. "Um zu vergessen", antwortete der Säufer. "Um was zu vergessen?" erkundigte sich der kleine Prinz, der ihn schon bedauerte. "Um zu vergessen, daß ich mich schäme", gestand der Säufer und senkte den Kopf. "Weshalb schämst du dich?" fragte der kleine Prinz, der den Wunsch hatte, ihm zu helfen. "Weil ich saufe!" endete der Säufer und verschloß sich endgültig in sein Schweigen.
>
> Antoine de Saint-Exupéry

Das Phänomen der Komorbidität hat seit den 80er Jahren eine zunehmende Aufmerksamkeit erfahren und unser Verständnis psychischer und psychopathologischer Prozesse bei Alkoholkranken (aber nicht nur bei diesen) erheblich verändert. Dabei werden viele klinisch beobachtbare Phänomene angemessener als früher in systematischen Untersuchungen berücksichtigt und zeigen einmal mehr, daß der *eine* idealtypische Suchtkranke nicht existiert.
Die hier vorgestellte Untersuchung durchzuführen, war nur durch die Kooperationsbereitschaft und Unterstützung vieler Mitarbeiterinnen und Mitarbeiter möglich. Danken möchte ich besonders Prof. Horst Dilling, der mir die Gelegenheit gab, die vorliegende Untersuchung durchzuführen, und Prof. Ulrich John sowie Prof. Tilman Wetterling für die jahrelange konstruktive Zusammenarbeit. Alle drei waren Antragsteller eines Projektes zur Veränderungsmotivation Alkoholabhängiger, das in enger Kooperation mit der vorliegenden Studie durchgeführt wurde. Weiterhin gilt mein besonderer Dank Dr. Clemens Veltrup für die jahrelange vertrauensvolle Zusammenarbeit im Bereich der Alkoholismusforschung und der klinischen Versorgung. Die Untersuchung wurde in Zusammenarbeit mit den folgenden Mitarbeiterinnnen und Mitarbeitern durchgeführt, die zeitweise oder über

die gesamte Laufzeit an der Studie beteiligt waren:Dr. Barbara Dierse, Kristina Freyberger, Traute Kleinsorge, Dr. Michael Marutt, Dr. Szilvia Meier, Doris Metten, Dr. Inge Müller, Dr. Thomas Müller-Thomsen, Anke Schnofl, Ulla Schüffelgen-Daus und Jutta Weber. Ihnen allen gilt mein Dank für die z.T. jahrelange, kooperative und immer freundliche Zusammenarbeit. Ferner bedanke ich mich für die gute Zusammenarbeit mit den Kolleginnen und Kollegen sowie den Pflegekräften der Lübecker Klinik, die aufgrund der engen Verflechtung dieser Untersuchung mit dem klinischen Alltag wesentlich zum Gelingen beigetragen haben. Nicht zuletzt war diese Studie nur durch die beteiligten Patienten möglich, die häufig trotz bestehender Hemmungen und Unannehmlichkeiten den notwendigen Einblick in ihre persönlichen Lebensverhältnisse gestatteten.

Seit der Fertigstellung der Untersuchung 1995 sind zahlreiche neue Studien publiziert worden. Die für das Thema wichtigsten Arbeiten habe ich in den Literaturteil oder in die Diskussion aufgenommen, um den aktuellen Forschungsstand widerzugeben. Dennoch wird insbesondere den Klinikern auffallen, daß therapeutische Konsequenzen kaum behandelt werden. Dies ist einerseits auf den Umstand zurückzuführen, daß die wenigen bisher zur Verfügung stehenden Arbeiten zu keinen eindeutigen Ergebnissen insbesondere zu der Frage der differentiellen Therapieindikation geführt haben. Zum zweiten hätten die notwendigen Ausführungen zum jeweiligen Hintergrund den Rahmen dieser Monographie sicher gesprengt. Daher habe ich mich auf einige wenige Hinweise beschränkt und bitte die Leserinnen und Leser um Nachsicht.

Lübeck, im April 1999   Martin Driessen

Häufig verwendete Abkürzungen

ASP Antisoziale Persönlichkeitsstörung nach DSM (s.u.). Entspricht weitgehend der dissozialen Persönlichkeitsstörung in ICD-10.

BPS Borderline Persönlichkeitsstörung nach DSM bzw. ICD-10.

CIDI Composite International Diagnostic Interview. Standardisiertes psychiatrisches Interview. Diagnosen können in der hier verwendeten Fassung nach ICD-10 oder DSM-III-R gestellt werden. Gelegentlich werden als CIDI-positiv Patientengruppen bezeichnet, die mindestens eine Störung entsprechend Achse I des DSM-Systems aufwiesen.

DSM Diagnostic and Statistical Manual of Mental Disorders. Bezuggenommen wird auf die Version DSM-III und die revidierte Fassung DSM-III-R.

ECA Epidemiological Catchment Area Study. Epidemiologische Studie über psychische Störungen bei ca. 20.000 Einwohnern der USA.

ICD International Classification of Diseases. Mit der 10. Fassung (ICD-10, Kapitel V (F)) wurde durch die WHO 1990 ein operationalisiertes Diagnosensystem psychischer Störungen eingeführt.

IPDE International Personality Disorder Examination. Das IPDE ist ein standardisiertes Interviewverfahren, mit dem Persönlichkeitsstörungen nach DSM-III-R und ICD-10 diagnostiziert werden können.

OR

nicht Die Odds Ratio ist ein Maß in der epidemiologischen Forschung. Sie gibt das relative Risiko einer Erkrankung bei einer gegebenen versus einer gegebenen Bedingung an. Zusätzlich wird das relative "Risiko", nicht zu erkranken, berücksichtigt.

PS Persönlichkeitsstörung

Inhaltsverzeichnis

1. Einleitung 1

1.1. Begriffsbestimmung 1
1.2. Theoretische Modelle zur Komorbidität 2

2. Stand der Forschung 6

2.1. Psychiatrische Komorbidität bei Alkoholmißbrauch
und Alkoholabhängigkeit 6
2.1.1. Psychoorganische Störungen 10
2.1.2. Substanzmißbrauch und -abhängigkeit 12
2.1.3. Schizophrene Störungen 15
2.1.4. Affektive Störungen 16
2.1.5. Angststörungen 21
2.1.6. Dissoziative und somatoforme Störungen 26

2.2. Persönlichkeit und Persönlichkeitsstörungen bei Alkoholismus 27
2.2.1. Dimensionale Persönlichkeitsdiagnostik
und -typologien 27
2.2.2. Persönlichkeitsstörungen 29
2.2.2.1. Antisoziale Persönlichkeitsstörungen 33
2.2.2.2. Borderline Persönlichkeitsstörungen 34
2.2.2.3. Andere Persönlichkeitsstörungen 35

3. Fragestellung und Ziele 36

4. Methoden 39

4.1. Anlage und Durchführung der Studie 39
4.2. Instrumente 40
4.3. UntersucherInnen 41
4.4. Datenbearbeitung und Statistik 42

5. Stichprobe 43

6. Ergebnisse 47

6.1. Psychiatrische Komorbidität 47
6.1.1. Prävalenz psychischer Störungen - CIDI-Untersuchung 47
6.1.2. Primärer und sekundärer Alkoholismus - CIDI-Untersuchung 52
6.1.3. Prävalenz psychischer Störungen - Klinische Untersuchung 54

6.2. Persönlichkeitsstörungen 58

6.3. Psychiatrische Komorbidität und Persönlichkeitsstörungen 64
6.3.1. Zusammenhang und relatives Risiko 64
6.3.2. Suizidalität 71

6.4. Abhängigkeitsverlauf - Retrospektive Untersuchung 73
6.4.1. Gesamtstichprobe 73
6.4.2. Verlauf der diagnostischen Hauptgruppen 78
6.4.3. Verlauf bei Angst- und affektiven Störungen 81
6.4.4. Verlauf bei primären und sekundären Störungen 83
6.4.5. Verlauf bei Persönlichkeitsstörungen 83
6.4.6. Suizidalität und Verlauf 86

6.5. Abhängigkeitsverlauf - Prospektive Untersuchung 88
6.5.1. Gesamtstichprobe 89
6.5.2. Verlauf der diagnostischen Hauptgruppen 93
6.5.3. Verlauf bei Angst- und affektiven Störungen 97
6.5.4. Verlauf bei primären und sekundären Störungen 99
6.5.5. Verlauf bei Persönlichkeitsstörungen 99
6.5.6. Suizidalität im Katamnesezeitraum 101
6.5.7. Suizidalität und Verlauf 104

7. Diskussion 106

7.1. Prävalenz psychischer Störungen bei Alkoholismus 107
7.1.1. Spezifische Störungen und externe Komorbidität 109
7.1.2. Primärer und sekundärer Alkoholismus 111

7.2. Prävalenz der Persönlichkeitsstörungen 112

7.3. Pychische Störungen und Persönlichkeitsstörungen 114

7.4. Komorbidität und Verlauf der Abhängigkeit 116

7.4.1 Allgemeine Charakteristika des Verlaufs 116
7.4.2. Verlauf der diagnostischen Hauptgruppen 117
7.4.3. Verlauf bei spezifischen diagnostischen Gruppen 118

7.5.   Suizidalität bei Alkoholismus 120
7.5.1. Prävalenz und Risikogruppen 120
7.5.2. Suizidalität und Abhängigkeitsverlauf 123
7.5.3. Ein Risikofaktormodell für Suizidalität bei Alkoholismus 124

7.6.   Typ A und Typ B Alkoholismus und Komorbidität 126

8. Zusammenfassung und Ausblick 129

9. Literatur 133

Anhang 153

Tabellen zum Kapitel 6.1 153
Tabellen zum Kapitel 6.4 158

1. Einleitung

1.1. Begriffsbestimmung

Der Begriff Komorbidität stammt ursprünglich aus dem Bereich der somatischen Medizin. Feinstein (1970) untersuchte systematisch die klinische Bedeutung zusätzlicher Diagnosen bei chronisch verlaufenden Erkrankungen. Dabei fand er einen erheblichen Einfluß von Begleiterkrankungen auf den Verlauf der Indexerkrankung und betonte die weitreichenden Konsequenzen für die Versorgungsplanung. Diese müsse zwangsläufig falsch ausgerichtet sein, wenn man nur scheinbar diagnostisch homogene Populationen im Auge habe.
Die relativ späte Rezeption des Komorbiditätsbegriffs in der psychiatrischen Forschung ist mit einem erst in den 70er Jahren stattfindenden Veränderungsprozeß in der psychiatrischen Diagnostik zu erklären, der überwiegend zwei Ursachen hat. Erstens ging man bis dahin zumindest implizit von der Vorstellung aus, daß das Krankheitsbild eines Patienten mit einer Diagnose beschreibbar sei. Diese Annahme wurde retrospektiv sogar als Kraepelin'sches Paradigma bezeichnet (Klerman, 1990), obwohl Kraepelin (1899) selbst ein solches Paradigma nicht explizit formulierte. Zunehmend setzte sich nun aber die Vorstellung durch, daß komplexe psychiatrische Erkrankungen eine Abbildung durch Mehrfachdiagnosen erfordern. Zweitens führten Zweifel an der Validität bisheriger psychiatrischer Diagnostik (Spitzer, 1974) zur Einführung kriterienorientierter und operationalisierter diagnostischer Klassifikationen: Mit dem DSM-III (APA, 1983) wurden sowohl Forscher als auch Kliniker explizit zur Stellung von Mehrfachdiagnosen aufgefordert. Zudem war damit partiell die Aufhebung der Schichtenregel verbunden, in der die grundsätzliche hierarchische Organisation der psychiatrischen Krankheiten formuliert wurde (Schneider, 1939; Jaspers, 1948) : 1. Psychoorganische Syndrome, 2. endogene Psychosen, 3. reaktive Störungen.
Der grundsätzliche Vorteil des Komorbiditätskonzeptes besteht in der Möglichkeit, mehrere auf gleichem methodischen Niveau erfaßte psychiatrische Störungen (Diagnosen) auf ihre Beziehung zueinander zu untersuchen. So ist es z.B. möglich, die zeitliche Dimension des Verlaufs mehrerer Erkrankungen zu berücksichtigen,

ohne die pathogenetische Zusammenhänge kaum überprüft werden können. Uneinigkeit besteht allerdings bis heute bezüglich des zeitlichen Bezugs einer koexistenten Erkrankung zu einer Indexerkrankung. Babor et al. (1994) verweisen in dem von der WHO herausgegebenen Lexikon auf den Begriff der "Dual Diagnosis", den sie folgendermaßen definieren: "A general term referring to comorbidity or the co-occurence in the same individual of a psychoactive substance use disorder and another psychiatric disorder" (S.36). Hier wird der zeitliche Rahmen offengelassen. Maser & Cloninger (1990) akzeptieren den Terminus Komorbidität nur bei zeitlicher Koexistenz zweier Störungen. Tatsächlich gilt die Aufmerksamkeit des Klinikers im differentialdiagnostischen und -therapeutischen Prozeß besonders dieser sogenannten simultanen Komorbidität (Kosten u. Kleber, 1988). Wenn man den Begriff aber derart eng faßt, werden die Möglichkeiten des Komorbiditätskonzeptes insbesondere aus der Forschungsperspektive unnötigerweise stark eingeengt. Daher wird der Begriff im folgenden in einem klinisch-epidemiologischen Sinn immer dann angewendet, wenn mehrere Erkrankungen bei einer Person unabhängig von der zeitlichen Koinzidenz auftreten; er schließt also die sogenannte sukzessive Komorbidität ein. Externe Komorbidität bezeichnet das Auftreten von Störungen aus verschiedenen diagnostischen Klassen (z.B. Alkoholabhängigkeit und Angststörung), während die interne Komorbidität das Auftreten von Diagnosen aus derselben diagnostischen Klasse beschreibt (z.B. soziale Phobie und Agoraphobie). Obwohl die Persönlichkeitsstörungen bei Alkoholismus prinzipiell in dem Begriff der Komorbidität eingeschlossen sind, wird diese diagnostische Klasse in der vorliegenden Arbeit gesondert aufgeführt. Es heißt dann also z.B. Komorbidität und Persönlichkeitsstörung. Diese Abweichung vom üblichen Sprachgebrauch wird aus folgenden Gründen eingeführt: 1. Persönlichkeitsstörungen treten im Gegensatz zu anderen psychiatrischen Erkrankungen grundsätzlich nicht zeitlich begrenzt auf. In der Klassifikation des DSM wurden sie deshalb auch einer eigenen Achse zugeordnet (Achse 2). Diese Unterteilung wurde in der ICD-10 allerdings nicht nachvollzogen. 2. Die Untersuchung von Persönlichkeitsstörungen bei Alkoholabhängigen stellt einen Schwerpunkt dieser Arbeit dar, da sie bei dieser Patientengruppe bisher kaum systematisch untersucht wurden 3. Ein weiteres Ziel der vorliegenden Arbeit ist die Analyse des Zusammenhangs beider Störungsgruppen bei Alkoholabhängigen.

1.2. Theoretische Modelle zur Komorbidität

Die theoretischen Vorstellungen zum Verhältnis von Alkoholismus und psychiatrischen Störungen unterlagen seit dem Ende des letzten Jahrhunderts einem ständigen Wandel zwischen den Polen der völligen Unabhängigkeit einerseits und einer gemeinsamen zugrundeliegenden Grundstörung andererseits (Parker et al., 1960). Auch wenn die modernen operationalisierten diagnostischen Systeme von ICD-10 und DSM-III-R (DSM-IV) explizit deskriptiv angelegt sind (Spitzer und

Degkwitz, 1986), gehen die Arbeiten zur Komorbidität fast immer von einer oder mehreren theoretischen Annahmen über den Zusammenhang zweier Störungen aus. Die denkbaren Beziehungen zwischen zwei Störungen - hier Alkoholismus und eine zusätzliche Störung - wurden von Meyer (1986) entsprechend der angewandten Forschungsmethodik als korrelativ, in einem Bedeutungszusammenhang stehend oder als ätiologisch beschrieben. Korrelative Zusammenhänge dienen entweder der Hypothesengenerierung oder stellen die erste Stufe der empirischen Bestätigung einer spezifischeren Hypothese dar. Ätiologische Zusammenhänge stellen andererseits im Sinne eines Kausalmodells die Spezialform eines Zusammenhangs dar, der im psychiatrischen Bereich eher selten empirisch gefunden wird. Am häufigsten sind in der psychiatrischen Forschung komplexe Bedingungsgefüge anzutreffen, auf die daher bei den folgenden Modellen zur Komorbidität in Erweiterung der Überlegungen von Meyer (1986) näher eingegangen wird. Dabei wird die zu erwartende zeitliche Abfolge der Störungen bei jedem Modell bestimmt.

A. Zufallsmodell: Zwei oder mehr Störungen treten unabhängig voneinander bei einer Person auf. Zwar sprechen zahlreiche Befunde über die Mehrzahl psychischer Störungen gegen dieses Modell (s.u.), ein grundlegendes methodisches Problem wurde aber selten beachtet: Wenn sich diagnostische Kriterien für zwei oder mehr Störungen überschneiden, könnte deren gemeinsames Auftreten bei einer Person ein Artefakt darstellen (Miller,1993).

B. Ätiopathogenetisches Modell: Unter dieses Modell fallen verschiedene Hypothesen: 1. Der Alkoholismus ist Ursache einer anderen psychiatrischen Störung oder vice versa (Einfaches Kausalmodell). Ein typisches Beispiel ist die Entwicklung eines Korsakow-Syndroms als Folge chronischer Alkoholintoxikation. Der Beginn der einen Störung (Alkoholismus) muß dem Beginn der zweiten Störung (Korsakow) vorausgehen. 2. Eine psychische Störung ist eine Bedingung unter mehreren für die Entwicklung eines chronischen Alkoholismus oder vice versa (Risikofaktormodell oder komplexes Kausalmodell). Studien, die diesem Modell folgen, sind häufig neurophysiologischer oder neurobiochemischer Natur (Extein und Gold, 1993) oder lehnen sich an die epidemiologische Forschung an und beschreiben das erhöhte Risiko einer Erkrankung bei Vorliegen der Indexerkrankung z.B. als sogenannte Odds Ratio (Weyerer, 1993). Die Dichotomisierung in einen primären versus einen sekundären Alkoholismus ist im Rahmen dieses Ansatzes entwickelt worden und soll ausschließlich den zeitlichen Verlauf charakterisieren. Für den Bereich des Alkoholismus bei Schizophrenien sind sich die meisten Autoren einig, daß diesem Modell zu folgen ist (Ollbrich, 1989). Zeiler (1990) sieht den Abusus hier sogar als integralen Bestandteil schizophrener Psychopathologie. 3. Die Selbstmedikationshypothese (Khantzian, 1985; Wurmser, 1991) postuliert das pathologische Konsummuster bei Alkoholikern zumindest teilweise als Folge einer vorbestehenden psychischen Störung. Eine aus der Stressforschung abgeleitete Weiterentwicklung stelt das heute gängigere Stress-Antwort-Reduktionsmodell dar. Aus psychodynamischer Sicht hat Dominicus

(1990) ein bifaktorielles Neurosenmodell entworfen, nach der - allgemein formuliert - eine primäre psychische Störung nur kurz oder gar nicht klinisch symptomatisch wird, die Störung der subjektiven Befindlichkeit aber zu einem erhöhten Alkoholkonsum führt (im Sinne einer Selbstmedikation), aus dem sich letztlich der Alkoholismus entwickelt. Auch hier ist der Nachweis eines zeitlich versetzten Beginns der beiden Erkrankungen zu fordern. Insbesondere die retrospektive Erfassung der primären Störung stellt aber ein erhebliches methodisches Problem dar, das um so größer wird, je geringer die Symptomatik der diagnostisch unterschwelligen primären Störung ausgeprägt war.

C. Phänomenologisches Modell: Es besteht eine gemeinsame Ursache für beide Störungen, sie sind also Ausdruck eines zugrundeliegenden Prozesses. Hierher gehört auch am ehesten der Begriff der Spektrumerkrankungen, der erstmals für die Schizophrenie und verwandte Störungen formuliert (Kety et al., 1968) und sowohl für depressive Erkrankungen und Alkoholismus (Winocur et al., 1983; Cook et al., 1994; Johnson, 1995; Rush et al., 1995; Dawson und Grant, 1998) als auch im Bereich illegaler Suchterkrankungen angewendet wurde (Khantzian, 1985). Ein Beispiel ist eine gemeinsame genetische Grundlage (Klerman, 1990). Hier können der Beginn von Alkoholismus und koexistenter Störung in unterschiedlichen chronologischen Zusammenhängen stehen.

D. Interaktionales Modell: 1. Eine koexistente psychiatrische Störung beeinflußt den Verlauf des chronischen Alkoholismus direkt oder vice versa (einfaches lineares Interaktionsmodell). Ein Beispiel ist die Verstärkung einer chronisch depressiven Erkrankung durch andauernde Alkoholintoxikation. Prinzipiell sind bei diesem Modell sämtliche zeitliche Abfolgen des Beginns mehrerer Störungen denkbar. 2. Eine koexistente psychiatrische Störung beeinflußt den Verlauf des chronischen Alkoholismus indirekt oder vice versa (komplexes, nicht-lineares Interaktionsmodell). Hierzu gehört auch der Einfluß einer koexistenten Störung auf die Wirksamkeit von Therapiemaßnahmen. Als Beispiel wäre eine Person mit einer Angststörung zu nennen, die bei bestehendem Abstinenzwunsch aufgrund ihrer Erfahrungen panikartige Zustände bereits bei der Aussicht auf eine Entzugssituation entwickelt, daher weitertrinkt, und damit ihre Abhängigkeit perpetuiert. Erschwerend könnte eine narzißtische Persönlichkeitsstörung hinzukommen, die das Eingeständnis der Abhängigkeit subjektiv unmöglich erscheinen läßt. Sämtliche chronologischen Abfolgen der verschiedenen Störungen sind denkbar.

Zunehmend werden in der Literatur verschiedene Modelle für unterschiedliche Gruppen komorbider Alkoholkranker angenommen. So geht die COGA-Arbeitsgruppe (Collaborative Study on the Genetics of Alcoholism; Schuckit et al., 1997[a]; Schuckit et al., 1997[b]) davon aus, daß nur primär auftretende psychische Störungen als unabhängige Komorbidität aufzufassen sind, alle sekundär auftretenden psychischen Störungen dagegen als (alkoholimus-) induzierte Komorbidität.

Zusammenfassend wird der Begriff "Psychiatrische Komorbidität" im folgenden in einem epidemiologischen Sinne verstanden: Es handelt sich um psychiatrisch relevante Störungen, die zu unterschiedlichen Zeitpunkten vor Beginn oder während des Verlaufs der Abhängigkeit auftreten können. Versuche, diese Problematik systematisch aufzuarbeiten, folgten dabei zwei grundlegend unterschiedlichen Ansätzen: Im einen Fall wird die jeweilige Störung als Krankheitsentität bzw. Diagnose aufgefaßt. Diesem Ansatz folgt auch die vorliegende Untersuchung. Im anderen Fall wird die Störung als überschwellige Ausprägung einer psychopathologischen Dimension verstanden. Dieses Vorgehen erfordert zumindest die Festlegung eines gelegentlich willkürlich erscheinenden Schwellenwertes. Es hat den gravierenden Nachteil, daß der Ausprägungsgrad zwar genauer aber nur für den Zeitpunkt der Befragung gemessen wird (Biniek, 1989). Die Frage nach einer Erkrankung und die zeitliche Dimension unter Berücksichtigung von Beginn und Dauer einer Störung bleiben unberücksichtigt (Keeler, 1982). Vorteile hat dieses Vorgehen dagegen bei anderen Fragestellungen (z.B. Verlaufs- oder Therapiestudien). Der folgende Überblick zum Stand der Forschung konzentriert sich daher in erster Linie auf solche Studien, in denen eine operationalisierte Diagnostik angewendet wurde. Andere Arbeiten werden erwähnt, wenn sie von grundlegender Bedeutung sind oder erstgenannte Studien nicht zur Verfügung stehen.

Thema der vorliegenden Arbeit ist die psychiatrische Komorbidität bei Alkoholismus. Die Arbeiten zu alkoholbezogenen Störungen bei anderen psychiatrischen Erkrankungen (Drake und Wallach, 1989; Maser u. Cloninger, 1990; Minkhoff and Drake, 1991; Drake und Wallach, 1993; Soyka, 1994) werden in dem nachfolgenden Literaturüberblick daher nur soweit aufgegriffen, wie sie unmittelbar zum Verständnis des Alkoholismus beitragen.

2. Stand der Forschung

2.1. Psychiatrische Komorbidität bei Alkoholmißbrauch und Alkoholabhängigkeit

Der Darstellung der Ergebnisse bisheriger Komorbiditätsstudien muß vorausgeschickt werden, daß die untersuchten Stichproben sowohl Alkoholmißbraucher als auch Alkoholabhängige einschließen und zwischen diesen beiden Gruppen nicht getrennt wird. Daher wird der Terminus "Alkoholismus" im folgenden nur dann verwandt, wenn diese beiden Diagnosengruppen gemeint sind. Die Lebenszeitprävalenzrate zusätzlicher psychiatrischer Störungen beträgt den verfügbaren Studien zufolge bei Alkoholikern in ambulanter und/oder stationärer Behandlung zwischen 57% und 83% (Median 69%) und liegt in der US-amerikanischen Allgemeinbevölkerung mit 47% deutlich niedriger (ECA-Studie,Tab. 2.1). Aus der deutschen epidemiologischen Untersuchung in Oberbayern (Dilling und Weyerer, 1984) lassen sich ebenfalls Hinweise auf zusätzliche psychiatrische Diagnosen (nach ICD-8) finden: Die Prävalenz aktueller behandlungsbedürftiger alkoholbezogener Störungen stieg von 1.6% auf 2.7%, wenn der Alkoholismus auch als Nebendiagnose berücksichtigt wurde. Damit betrug alleine die Prävalenz komorbider Hauptdiagnosen 40.7%; komorbide Nebendiagnosen sind in dieser Rate nicht enthalten. Aus der oberbayerischen Verlaufsuntersuchung berichtete Fichter (1990) ebenfalls über komorbide Störungen (ICD-8) bei Probanden mit Alkoholmißbrauch und -abhängigkeit (hier sind die nichtbehandlungsbedürftigen Probanden eingeschlossen): Am häufigsten waren Neurosen (9.5%), psychosomatische Erkrankungen (5.6%), funktionelle Psychosen (3.2%) und Hirnschädigungen (3.2%). Eine Gesamtprävalenz wurde nicht angegeben.Obwohl in diesen beiden epidemiologischen Studien keine vollständigen Angaben zur Komorbidität von Alkoholmißbrauchern und -abhängigen in der Bevölkerung gemacht werden, unterstützen die verfügbaren Ergebnisse eine niedrigere Prävalenz komorbider Störungen in der Allgemeinbevölkerung als in klinischen Stichproben.
Regier et al. (1990) verstanden diesen Unterschied im Sinne des Berkson'schen Bias: Mehrfach Kranke finden sich gehäuft in Kliniken und damit auch überproportional häufig in klinischen Studien (Tab. 2.1.).

Tabelle.2.1.: Prävalenzraten psychiatrischer Komorbidität (K) bei Alkoholmißbrauch und -abhängigkeit (A) in Studien mit kriterienorientierter Diagnostik und standardisierter Erhebungsmethodik

Autoren	n m/w	Kriterien/ Methodik (A)	Kriterien/ Methodik (K)	Lebens- zeit- präv.%	Aktual- präv. %	prim.	sek. Alk. %
Klinische Einrichtungen							
Powell et al. (1982, 1987)	565 m	RDC PDI	RDC PDI	63	-	19	59
Hesselbrock et al. (1985)	321 231/90	DSM-III DIS	DSM-III DIS ASP 41%	77	-	-	-
Ross et al. (1988a)	501* 260/241	DSM-III DIS III	DSM-III DIS incl. ASP	84 **	68	-	-
Herz et al. (1990)	74 m	DSM-III DIS	DSM-III DIS incl. ASP	57	-	65	35
Tómasson u. Vaglum (1995)	240*** 168/72	DSM-III DIS	DSM-III DIS incl. ASP	69	-	-	-
Allgemeinkrankenhaus							
Arolt u. Driessen (im Druck)	75 59/16	ICD-10 CIDI	ICD-10 CIDI	41	37	-	-

Fortsetzung Tabelle 2.1

Autoren	n m/w	Kriterien/ Methodik (A)	Kriterien/ Methodik (K)	Lebens- zeit- präv.%	Aktual- präv. %	prim. sek. Alk. %
Allgemeinbevölkerung						
Helzer & Pryzbeck (1988), ECA	2653 1/1	DSM-III DIS incl. Abusus	DSM-III DIS	47 OR=2.8 ****	-	- -
Regier et al. (1990), ECA		alkoholspezifische Therapie		62 OR=6.4	-	- -
		keine Therapie		24 OR=2.2	-	- -
Wittchen et al. (1992)	483	DSM-III DIS	DSM-III DIS	32	15	

*   Alkoholismus in 87% (Lebenszeit, aktuell 73%), nur andere Substanzen in 13%
**   bei 279 Patienten mit ausschließlich Alkoholismus: 78%
***   ausschließlich Alkoholismus, keine anderen Substanzen
****   Odds Ratio im Vergleich zur Allgemeinbevölkerung ohne Alkoholdiagnose
ASP   = Antisoziale Persönlichkeitsstörung
RDC   = Research Diagnostiv Criteria (Feighner et al., 1972)
DIS   = Diagnostic Interview Schedule (Robins et al., 1981)
PDI   = Psychiatric Diagnostic Interview (Othmer et al., 1981)

Die Autoren untersuchten aber nicht, ob dieser Unterschied auf den höheren Schweregrad des Alkoholismus von Patienten in klinischer Behandlung zurückzuführen ist. In den beiden oberbayerischen Bevölkerungsuntersuchungen konnte nämlich gezeigt werden, daß die unter dem Begriff Alkoholismus zusammengefaßten Probanden in der Bevölkerung zum größeren Teil Alkoholmißbraucher und nicht Alkoholabhängige sind (2.7% vs 0.7% bei Dilling und Weyerer [1984]; 5.0% vs 1.1% bei Fichter [1990]). Umgekehrt war in einigen klinischen Studien der Anteil von polyvalent und von illegalen Drogen Abhängigen sowie der Anteil von Patienten mit Antisozialen Persönlichkeitsstörungen (als Achse-II-Störung in DSM-III) recht hoch (Hesselbrock et al., 1985; Ross et al., 1988a; Herz et al., 1990). Diese beiden Patientengruppen zeichneten sich in einer Untersuchung durch eine besonders hohe Komorbiditätsrate aus (Ross et al., 1988a). Beide Umstände - viele Mißbraucher in der Bevölkerung und besondere Patientengruppen in den psychiatrischen und Suchtkliniken - können die unterschiedliche Prävalenz komorbider Störungen bei Alkoholikern zumindest z.T. erklären.

Einen weiteren Klärungsbeitrag können die beiden Komorbiditätsstudien leisten, die kürzlich in nichtpsychiatrischen Abteilungen Allgemeiner Krankenhäuser durchgeführt wurden. Walker et al. (1994) fanden in den klinischen Entlassungsunterlagen von allen 1991 entlassenen Krankenhauspatienten mit einer substanzbezogenen Diagnose (n=127.762 männliche Veteranen, davon 88% Alkoholmißbrauch oder -abhängigkeit) bei 34.5% eine zusätzliche klinisch-psychiatrische Diagnose (Punktprävalenz). In einer eigenen repräsentativen Untersuchung lag der Anteil von Alkoholmißbrauch und -abhängigkeit (Lebenszeitprävalenz) unter 400 internistischen und chirurgischen Krankenhauspatienten bei 18.8% (Arolt et al., 1995). 41.3% von ihnen wiesen mindestens eine zusätzliche psychiatrische Störung auf (Lebenszeitprävalenz) (Arolt und Driessen, 1996). Diese beiden Ergebnisse sind am ehesten mit den Prävalenzraten in der Allgemeinbevölkerung vergleichbar.

Um die klinische Relevanz koexistenter Störungen abschätzen zu können, ist ihre Stabilität über die Zeit wesentlich: Penick et al. (1988) fanden bei 241 männlichen Probanden mit alkoholbezogenen Diagnosen in einer Retestuntersuchung nach einem Jahr eine globale Übereinstimmung zwischen 86% für zusätzliche Aktualdiagnosen und von 99% für zusätzliche Lebenszeitdiagnosen. Antisoziale Persönlichkeitsstörungen und depressive Störungen zeigten die geringsten Übereinstimmungsraten. Eine wichtige Basis zur Klärung klinischer Zusammenhänge zwischen zwei Störungen ist die Erhebung des zeitlichen Verlaufs, also einen *primären und sekundären Alkoholismus* (Guze et al., 1971; Schuckit, 1985; Schuckit et al., 1988). In zwei Studien wurden nähere Angaben zur Häufigkeit bezogen auf die Gesamtheit der komorbiden Störungen gemacht: Während Powell et al. (1982) nur 19% primäre und 59% sekundäre Alkoholiker fanden, waren die entsprechenden Ergebnisse bei Herz et al. (1990) 65% und 35%. Eine Erklärung für diese widersprüchlichen Egebnisse existiert derzeit nicht. Lehman et al. (1993) verglichen mehrere komorbide und nicht komorbide psychiatrische Patientengruppen hinsichtlich allgemeiner psychosozialer Probleme. Die Ergebnisse wiesen darauf hin, daß solche Patienten mit einer primär psychiatrischen Störung und einer sekundär substanzbezogenen Störung (Alkohol und/oder Drogen) mit den den rein psychiatrischen Patienten vergleichbar waren, Patienten mit einer primären Substanzstörung und sekundärer psychiatrischer Störung dagegen eher mit denen mit einer reinen Substanzstörung.

Eine *gemeinsame genetische Grundlage* für Alkoholismus und verschiedene komorbide psychische Störungen, also ein genereller, genetischer Komorbiditätsfaktor, scheint nach dem derzeitigen Stand der Forschung unwahrscheinlich und ist aufgrund der z.T. widersprüchlichen Ergebnisse in Familien- und Zwillingsstudien ebensowenig gesichert für die Annahme störungsspezifischer genetischer Komorbiditätsfaktoren (Merikangas et al., 1994; Kendler et al., 1995; Pickens et al., 1995; Maier und Merikangas, 1996; Kendler et al., 1997). Die Bedeutung eines angenommenen genetischen Faktors reduzierte sich insbesondere immer dann, wenn die

Ergebnisse auf familiäre und/oder individuumspezifische Umgebungsfaktoren hin kontrolliert wurden. Obwohl Kenntnisse über den *Zusammenhang zusätzlicher psychischer Störungen mit dem Verlauf der Abhängigkeit* von großer Bedeutung für die klinische Bewertung des Phänomens Komorbidität insgesamt und speziell für die Therapieplanung sind, existieren bisher nur wenige retrospektive und kaum prospektive Studien. McLellan et al. (1983) fanden prospektiv einen ungünstigeren Verlauf bei psychopathologisch hochgradig auffälligen Patienten. Diejenigen aus dieser Gruppe, die über 24 Wochen eine ambulante Psychotherapie absolviert hatten, zeigten aber einen günstigeren Verlauf gegenüber denjenigen, die sich lediglich einer Beratung unterzogen hatten. Die gleiche Arbeitsgruppe (McLellan et al., 1986) untersuchte den psychopathologischen Schweregrad bei Aufnahme in eines von sechs Rehabilitationsprogrammen als Prädiktor bei 460 männlichen Alkoholikern und 282 Drogenabhängigen. In einer Sechsmonatskatamnese fanden sie, daß Patienten mit sehr niedrigem Schweregrad unabhängig von der Therapieform auf verschiedenen Ebenen überwiegend gebessert waren, während Patienten mit hohem Störungsgrad einen genauso unspezifisch schlechteren Verlauf zeigten. Bei den 60% der Gesamtstichprobe umfassenden Gruppe mit mittlerem psychopathologischen Störungsniveau zeigte sich jedoch ein deutlicher Einfluß des Therapiesettings: Patienten in stationären Einrichtungen wiesen einen günstigeren Verlauf auf. Rounsaville et al. (1987) konnten zeigen, daß ein hoher MMPI-Score bei der Erstuntersuchung zur Aufklärung folgender Merkmale bei der Katamneseuntersuchung nach einem Jahr beitrug: Pathologie des Konsummusters, alkoholbezogene soziale Beeinträchtigung, Ausmaß der Entzugssymptomatik, alkoholbezogene körperliche Beeinträchtigung, Intensität des Verlangens nach Alkohol (craving), medizinisch-somatischer Krankheitszustand. Die Schwere der Abhängigkeit hatte einen vergleichbaren Einfluß auf diese Variablen. Nur in der letzten Untersuchung wurden neben dem globalen psychopathologischen Schweregrad auch Diagnosen gestellt (s.u.).

Ein besonderes Problem in der Komorbiditätsforschung bei Alkoholikern stellt das gleichzeitige Auftreten mehrerer zusätzlicher Diagnosen dar. So fanden Bowen et al. (1984) bei 62.5% alkoholabhängiger Phobiker auch eine depressive Störung (Lebenszeit). Singerman et al. (1981, zit. nach Bowen et al., 1984) berichteten, daß 54% derjenigen mit einer Angstneurose auch eine sekundäre Depression aufwiesen, und bei Johannessen et al. (1989) waren von 10 Patienten mit einer Panikstörung 7 von einer Depression betroffen und 7 wiesen eine multiple Drogenanamnese auf.

2.1.1. Psychoorganische Störungen

Die chronische Intoxikation be Alkoholismus kann zu einer Reihe neuropsychologischer Störungen führen, die als Störungen des Abstraktionsvermögens, der visuell-räumlichen Wahrnehmung, der Aufmerksamkeit, der kognitiven Leistungsgeschwindigkeit und des planvollen Handelns charakterisiert worden sind (Fleischhacker u. Krypsin-Exner, 1986; Allen u. Frances, 1986; Becker u. Kaplan, 1986; Tarter und Edwards, 1986; Mann, 1992; Ott, 1996). Dabei besteht offenbar ein nichtlinearer Zusammenhang zwischen Lebenszeittrinkmenge und Störungsniveau (Eckardt et al., 1995). Fleischhacker und Krypsin-Exner (1986) fanden auf der Grundlage klinischer Unterlagen bei 53% der männlichen Patienten und 33% der Patientinnen unter Alkoholeinfluß amnestische Syndrome, organisch-depressive Syndrome bei 41% bzw. 60%, manische bei 9% bzw. 4% und paranoide Syndrome bei 5% bzw. 4%. Psychoorganische Störungen treten zunächst unter Alkoholeinfluß auf, aber offenbar erst nach mehr als sechs Jahren exzessiven Alkoholkonsums auch unter Abstinenzbedingungen (Eckardt et al., 1995). Sie sind daher bei vielen Patienten nach einer Entgiftungsbehandlung nicht mehr nachweisbar oder geringer ausgeprägt (John et al., 1991; John et al., 1992). Nur bei einer kleinen Gruppe Alkoholiker persistieren sie über Monate und remittieren bei einigen Patienten nicht mehr oder nur unvollständig (Scholz, 1982). Klinisch werden nach abgeschlossener Entgiftung in der Regel nur solche Patienten auffällig, die in kognitiven Leistungstests bereits erhebliche Defizite aufweisen.

Da in den meisten Untersuchungen zur kriterienorientierten Diagnostik Angaben zur Häufigkeit psychoorganischer Störungen in der Gesamtgruppe der Alkoholabhängigen fehlen, sind sichere Aussagen zur Prävalenz derzeit nur bedingt möglich. Die vorhandenen Studien zeigen allerdings einen interessanten Trend: Während in der ECA-Studie psychoorganische Störungen bei Alkoholikern seltener als in der übrigen Bevölkerung diagnostiziert wurden (Odds Ratio=0.4), fanden Ross et al. (1988a) bei 8% der psychiatrisch behandelten Alkoholiker eine solche Störung. Tómasson und Vaglum (1995) untersuchten ihre Patienten mit dem Mini Mental State (Folstein et al., 1975) und fanden bei 16% der Männer 19% der Frauen einen Score unter 24 als Ausdruck einer nicht näher bezeichneten kognitiven Störung. In Allgemeinen Krankenhäusern waren psychoorganische Störungen unter Alkoholikern dagegen mit 16% häufiger (Arolt und Driessen, 1996). Kiesler et al. (1991) berichteten sogar eine Prävalenzrate von 66%, allerdings waren dies ausschließlich klinische Diagnosen ohne weitere methodische Absicherung. Die Befunde deuten aber dennoch auf eine erhebliche Settingabhängigkeit der Prävalenzraten hin und reflektieren darüberhinaus am ehesten versorgungsrelevante Faktoren: Ausgeprägte kognitive Beeinträchtigungen führen möglicherweise zu körperlicher Vernachlässigung oder gehen mit entsprechend schweren somatischen Störungen einher, die letztlich zur Aufnahme in ein Allgemeines Krankenhaus und seltener in eine psychiatrische Klinik oder Suchtklinik führen.

Auf die kurzfristig nach Abstinenz auftretenden Syndrome wird hier nicht weiter eingegangen, da es sich um vorübergehende und spezifische Störungen des Entzugs handelt (Überblicksarbeiten bei: Kanzow, 1986; Jost et al., 1992; Rommelspacher, 1992; Thome et al., 1994; Tieks u. Einhäupl, 1994; Wetterling, 1994). Eine dritte Gruppe von psychoorganischen Störungen bei Alkoholismus betrifft die psychotischen und affektiven Störungen, denen man eine organische Grundlage im Rahmen der Alkoholintoxikation zuschreibt. Sie werden in den jeweiligen Kapiteln (s.u.) dargestellt. Allen genannten Störungen ist gemeinsam, daß der Zusammenhang zwischen Alkoholismus und psychoorganischer Störung eindeutig kausal ist, auch wenn die Mechanismen häufig noch unbekannt sind. Die letzte Gruppe von Störungen in diesem Zusammenhang betrifft die alkoholbedingten Persönlichkeits- oder Wesensänderungen, über die aber kaum Kenntnisse vorliegen, da sehr lange Katamnesedauern notwendig sind. Zwei Untersuchungen verdienen besondere Beachtung: Kammeier et al. (1973) konnte 38 männliche Personen nachuntersuchen, die 10 Jahre zuvor während ihrer Collegezeit bereits mit dem MMPI untersucht worden waren. Während die Persönlichkeitsprofile bei der Erstuntersuchung unauffällig gewesen waren, zeigten sich anläßlich einer stationären Aufnahme wegen Alkoholismus pathologische Werte insbesonders auf den Skalen Depression und Soziopathie. Schuckit (1973) sprach in diesem Zusammenhang von einer sekundären Soziopathie. Vaillant (1983) konnte in seinen Studien zum natürlichen Verlauf des Alkoholismus ebenfalls Persönlichkeitsveränderungen finden. Ob diese Veränderungen tatsächlich ausschließlich Folge der chronischen Alkoholintoxikation oder auch Ausdruck der Interaktion des Individuums mit einer veränderten ("alkoholischen") sozialen Umwelt sind, ist bis heute nicht sicher geklärt (siehe auch Kap. 2.2.1.). Welche Auswirkungen die verschiedenen psychoorganischen Störungen auf den Verlauf des Alkoholismus haben, ist bisher nicht systematisch untersucht worden.

2.1.2. Substanzmißbrauch und –abhängigkeit

Zusätzliche substanzbezogene Störungen stellen nicht nur selbst komorbide Störungen dar. Es sind auch komplexe Interaktionen der verschiedenen Abhängigkeitsverläufe zu erwarten und bei der Beteiligung illegaler Drogen zusätzliche juristische Konflikte. Polyvalente Störungen haben darüberhinaus Auswirkungen auf Ausmaß und Art weiterer koexistenter Störungen (Rounsaville et al., 1987; Kaufmann und McNaul, 1992). Ross et al. (1988b) und Ross et al. (1993) zeigten, daß sich polyvalent abhängige Probanden von rein alkoholabhängigen tatsächlich durch ein höhere Prävalenz von Lebenszeitkomorbidität und aktueller psychischer Gestörtheit in verschiedenen Fragebogenuntersuchungen unterschieden. Reine Drogen- und Medikamentenmißbraucher und -abhängige ohne Alkoholismus weisen vice versa ebenfalls weniger psychiatrische - insbesondere weniger affektive - Störungen auf als solche, die zusätzlich einen Alkoholismus betreiben (Weiss et al., 1992).

Tabelle. 2.2: Prävalenzraten substanzbezogener Diagnosen bei Alkoholmißbrauch und -abhängigkeit in der Literatur (Angaben in Klammern: männl./weibl. Probanden)

Autoren	n m/w	Kriterien/ Methodik	Lebenszeitpräv. %	Aktualprävalenz %	prim. Alkoholismus %	sek. Alkoholismus %
Powell et al. (1982, 1987)	565 m	RDC PDI	-	12	-	-
Hesselbrock et al., (1085)	321 231/90	DSM-III DIS	43 (45/38)	9 (8/13)	(15/32)	(37/56)
Ross et al. (1988)	445[a] -	DSM-III DIS-III	43	-	48	30
Kiesler et al. (1991)	557.216	Klinische Unterlagen	-	66	-	-
Arolt u. Driessen (im Druck)	52 59/16	ICD-10 CIDI	-	32	-	-
Helzer & Pryzbeck (1988), ECA	2653 1/1	DSM-III DIS	Miß.:19 OR=3.9 Abh.:31 OR=11.2	-	-	-
Regier et al. (1990), ECA	spezifische Therapie keine Therapie		- -	16 OR=4.1 13 OR=1.6	- -	- -

[a] hoher Anteil mit Substanzgebrauch unmittelbar vor den Untersuchungen
sonst siehe Tabelle 2.1

14 Stand der Forschung

Ein Problem bei der Beurteilung der Literatur ist das z.T. verwirrende Nebeneinander der Begriffe (unregelmäßiger oder regelmäßiger) Gebrauch, Mißbrauch und Abhängigkeit und ihre jeweils unterschiedlichen Operationalisierungen. Mit der Einführung der kriterienorientierten Diagnostik ist dieses Problem zwar lösbar, aber alle verfügbaren Studien (Tab.2.2) fassen die Daten von Mißbrauch und Abhängigkeit bezogen auf den Alkoholismus und andere Substanzen zusammen. Daher können die Prävalenzangaben nur einen orientierenden Überblick geben.
Carroll et al. (1980) und Wesson et al. (1978) (beide zit. nach Kaufman, 1982) fanden auf der Grundlage einer Metaanalyse der Literatur bzw. einer nationalen Untersuchung bei 5%-11% der untersuchten Alkoholiker einen substanzbezogene Diagnose, der Gebrauch psychotroper Substanzen war allerdings häufiger. So kamen Ciraulo et al. (1988) aufgrund einer Literaturanalyse zu dem Ergebnis, daß 17%-38% der Alkoholiker Tranquilizer mehr oder weniger regelmäßig gebrauchen. Die in Tab.2.2 dargestellten Studien zeigen eine Lebenszeitprävalenz für Mißbrauchs- und Abhängigkeitsdiagnosen von 43% und Aktualdiagnosen von 9% bzw. 12% bei behandelten Alkoholikern. Hierin stimmen sie annähernd mit den epidemiologischen Ergebnissen der ECA-Studie überein, in denen die Sechsmonatsprävalenz mit 16% bei behandelten und 13% bei unbehandelten Alkoholikern angegeben wurde. Lediglich die Lebenzeitprävalenz lag mit 19% bei den Männern und 31% bei den Frauen niedriger. Die beiden Studien über Patienten in Allgemeinkrankenhäusern kommen mit 32% bzw. 66% dagegen zu deutlich höheren Aktualprävalenzen. Möglicherweise führen Mischintoxikationen oder Folgeerkrankungen dieser Patienten häufiger zu stationären Aufnahmen in somatische Kliniken.
Analoge Informationen über spezifische Substanzen sind selten zu finden. Helzer und Pryzbeck (1988) berichten aus der ECA-Studie ein erhöhtes Risiko einer Störung durch folgende Substanzen bei Alkoholikern im Vergleich zur Allgemeinbevölkerung:

Droge / Medikament	**Odds Ratio**
Cannabis (ausschließlich)	4.5
Cannabis (neben anderen)	6.0
Stimulantien	11.0
Halluzinogene	12.0
Opioide	13.0
Sedativa	17.0
Kokain	35.0

Diese Ergebnisse belegen ein sehr hohes Risiko eines Mißbrauchs bzw. einer Abhängigkeit von harten Drogen. Da solche Zahlen in Westeuropa nie berichtet wurden und die eigene klinische Erfahrung solch hohen Prävalenzraten widerspricht, stellt sich die Frage, ob es sich dabei um eine Besonderheit amerikanischer Großstädte handelt.

Der Alkoholismus ist jeweils bei einem Drittel bis zur Hälfte *die primäre bzw. sekundäre Störung*. Möglicherweise ist er bei Männern häufiger die primäre Störung, während Frauen häufiger zunächst eine drogen- bzw. medikamentenbezogene Störung entwickeln (Hesselbrock et al., 1985). Da umgekehrt in mehreren Studien bei Drogenabhängigen mit einer Alkoholanamnese der Alkohol bei dem überwiegenden Teil der Betroffenen die erste mißbräuchlich eingenommene Substanz war, wurde sie auch als Einstiegsdroge betrachtet (Kaufman, 1982).
Der Zusammenhang substanzbezogener Störungen mit dem *Verlauf des Alkoholismus* wurde von Hesselbrock et al. (1985) und Rounsaville et al. (1987) an derselben Stichprobe untersucht. Retrospektiv waren die Betroffenen zum Zeitpunkt des Erreichens verschiedener Stadien der Abhängigkeit erheblich jünger als Alkoholiker ohne zusätzliche Substanzstörung. Im Einjahreskatamnesezeitraum zeigten die männlichen Patienten mit substanzbezogenen Störungen längere alkoholbezogene Therapiezeiten, pathologischere Werte in bezug auf Trinkmuster und Trinkmenge, mehr soziale Beeinträchtigungen als Folge des Trinkens, mehr Entzugssymptome, körperliche Beeinträchtigung, Distress und Psychopathologie (Rounsaville et al., 1987). Diese Ergebnisse konnten von Powell et al. (1992) nur für männlichen Alkoholikern bestätigt werden.

2.1.3. Schizophrene Störungen

Da alkoholabhängige und schizophrene Patienten in psychiatrischen Krankenhäusern und in langfristigen Betreuungseinrichtungen mindestens die Hälfte der Versorgungskapazität in Anspruch nehmen, kommt dem Überschneidungsbereich beider Störungen eine außerordentliche Bedeutung zu (Krausz, 1994a). Demgegenüber stehen Probleme der Betreuung von doppelt Betroffenen durch die auch strukturell voneinander abgekoppelten Versorgungsbereiche (Schwoon und Krausz, 1990). In den USA hat dies bereits seit einigen Jahren zur Schaffung spezialisierter Einrichtungen geführt (Osher und Kofoed, 1989; Drake et al., 1990; Drake et al., 1993). Nach Gottheil und Waxman (1982) kamen Studien aus der voroperationalen Zeit bis Ende der 70er Jahre überwiegend zu Prävalenzraten zwischen 10% und 15% schizophrener Störungen bei Alkoholikern und vice versa zwischen 10% und 15% alkoholbezogener Störungen bei hospitalisierten Schizophrenen. Dilling (1992) berichtete dagegen, daß nur bei 2% aller Patienten, die wegen Alkoholismus in eine psychiatrische Klinik aufgenommen wurden, die klinische Entlassungsdiagnose einer Schizophrenie gestellt wurde. Damit übereinstimmend fanden Kirkpatrick et al. (1988) eine Sensitivität von 20% und 21% für die in Krankenakten dokumentierte Alkoholdiagnosen bei Schizophrenen in zwei Kliniken. Die Spezifität der (dokumentierten) klinischen Diagnosen lag dagegen bei 100%. In den drei klinischen Untersuchungen mit kriterienorientierter Diagnostik (Powell et al., 1982; Ross et al., 1988a; Tómasson und Vaglum, 1995) werden Prävalenzraten von 2.4% bis 4% angegeben, in der Allgemeinbevölkerung eine Lebenszeitprävalenzrate von 4% (Regier et al., 1990). Die beiden Studien an Allgemeinkrankenhauspatienten kommen zu widersprüchlichen Ergebnissen (Aktualprävalenz 8% bei Walker et al., 1994; 0% bei Arolt und Driessen, 1996).

Die ausführliche Überblicksarbeit von Soyka (1994) zeigt, daß sich sowohl die angloamerikanische wie die deutsche Psychiatrie dem Thema der Komorbidität zwischen den beiden Störungen hauptsächlich von der Seite der Schizophrenie genähert hat. Dies ist vermutlich auf zwei Umstände zurückzuführen: Erstens werden die schizophrenen Störungen zumeist als die schwerere Erkrankungen betrachtet und zweitens treten alkohol- oder auf andere Substanzen bezogene Verhaltensweisen im weiteren Sinne (übermäßiger bis exzessiver Gebrauch, Mißbrauch und Abhängigkeit) bei schizophrenen Patienten viel häufiger auf als umgekehrt. Dieser umgekehrte Fall bezieht sich fast immer auf Alkoholhalluzinosen, die wegen symptomatischer Überschneidungen bereits von Bleuler (1955) auf ihren Zusammenhang mit der Schizophrenie hin untersucht wurden. Soyka (1990) konnte allerdings zeigen, daß sich diese Überschneidungen überwiegend bei den unspezifischen Symtomen ergeben. Dilling (1992) wies auf die klarere diagnostische Abgrenzung beider Erkrankungen durch die kriterienorientierten Verfahren von DSM und ICD ab der dritten bzw. zehnten Revision hin. Dort wird auch der zeitliche Zusammenhang zwischen psychotischen Symptomen und Substanzgebrauch klar bestimmt.

Unbestätigt bleibt allerdings bis heute eine Beobachtung von Benedetti (1952), nach der im Langzeitverlauf nur bei solchen Patienten nach Alkoholhalluzinose eine schizophrene Psychose auftrat, bei denen die erste Störung chronifiziert verlaufen war.

Genetische Studien zur Komorbidität ergaben bisher keinen Anhalt für eine gemeinsame Grundlage beider Störungen (Gottheil und Waxman, 1982; Dinwiddie und Reich, 1993; Kendler et al., 1993; Soyka, 1994). Folgt man der Selbstmedikationshypothese, so ist zu erwarten, daß die Schizophrenie die im zeitlichen Verlauf primäre Störung darstellt. Tatsächlich konnten Ross et al. (1988a) bei zwei Dritteln der Betroffenen einen sekundären Alkoholismus finden. Andere Autoren kamen dagegen zu widersprüchlichen Befunden (Soyka, 1994).

Während schizophrene Psychosen ungünstiger verlaufen, zu häufigeren Hospitalisierungen führen, mehr Kosten verursachen und mit erhöhter Suizidalität einhergehen, wenn sie mit einem zusätzlichen Alkohomißbrauch (und häufig auch pathologischem Drogengebrauch) vergesellschaftet sind, existieren kaum sichere Erkenntnisse über den Verlauf einer Alkoholabhängigkeit bei Vorliegen einer zusätzlichen schizophrenen Störung (Bartels et al., 1992; Cuffel und Chase, 1992; Drake et al., 1993; Soyka, 1994; Chouljian et al., 1995; Kozarik-Kovacic et al., 1995; Uchtenhagen, 1995).

2.1.4. Affektive Störungen

Affektive Störungen bei Alkoholismus sind Gegenstand zahlreicher Veröffentlichungen gewesen (Übersichten bei Kraus, 1981; Keeler, 1982; Bronisch, 1985; Jaffe und Ciraulo, 1986; Schuckit, 1986; Meyer und Kranzler, 1990; Davidson und Ritson, 1993; Driessen et al., 1994).

Depressive Störungen
Die Lebenszeitprävalenzrate depressiver Störungen (Major Depression nach DSM-III) beträgt in den hier berücksichtigten klinischen Studien zwischen 15% und 38% (Median 23%) und diejenige für die Dysthymia bzw. neurotische Depression zwischen 11% und 17% (Median 15%, Tab.2.3.). Die aktuellen Prävalenzraten liegen mit 20% bis 42% (Median 38%) für depressive Störungen und 11% für die Dysthymia kaum niedriger. Auch hier zeigten die Ergebnisse epidemiologischer Studien bei Alkoholikern in der Allgemeinbevölkerung erheblich niedrigere Raten. In dimensional konzipierten Selbstratinginstrumenten zeigten sogar 27% bis 69% der Untersuchten einen als pathologisch bewerteten Depressionsscore. In Verlaufsuntersuchungen nahmen die mittleren Depressionswerte innerhalb von zwei bis drei Wochen nach Abstinenz aber signifikant ab, und nur wenige Patienten zeigen nach Monaten oder Jahren noch pathologische Werte.
In Zusammenhang mit den Ergebnissen von Trinkversuchen aus den 60er und 70er Jahren haben diese Ergebnisse dazu geführt, daß man dem Alkohol einen direkten depressiogenen Effekt zuschreibt. Dabei ist aber noch offen, ob es sich tatsächlich um ein depressives Syndrom im engeren Sinne oder eher um ein dysphorisches Syndrom handelt. Die Befunde erinnern an den Verlauf kognitiver Defizite (s.o.), so daß die bisher ungesicherte Hypothese gerechtfertigt erscheint, daß sich bei einem Teil der Alkoholiker ein organisches affektives Syndrom unter Alkoholeinfluß und/oder in der frühen Entzugsphase entwickelt, das mit einer kognitiven und einer dysphorischen Symptomatik einhergeht (Behar und Winokur, 1979; Schuckit, 1983; Schuckit, 1986). Schuckit et al. (1997[a]) fassen sogar alle sekundären Depressionen als alkohol(ismus)induziert auf.
Primäre Depressionen wurden bei 2% bis 43% der untersuchten Alkoholabhängigen und sekundäre bei 12% bis 51% gefunden. Der überwiegende Anteil männlicher Alkoholabhängiger mit einer Depression scheint den Alkoholismus primär zu entwickeln, Frauen dagegen leiden häufiger primär unter einer depressiven Störung (Roy et al., 1991). Die Frage nach der Bedeutung der Einteilung in primär versus sekundär für den Verlauf des Alkoholismus und nach der therapeutischen Relevanz ist bisher kaum geklärt. Sekundär depressive Alkoholkranke weisen erheblich mehr belastende Lebensereignisse als Alkoholkranke ohne komorbide depressive Störung (Roy, 1996), aber wiesen weniger medizinische Probleme in einem zweijährigen Katamnesezeitraum auf als primäre Alkoholiker (Rounsaville et al., 1987). Primär depressive Patienten wiederum waren nach Indexbehandlung vergleichsweise schlechter sozial angepaßt und erreichten pathologischere Werte im MMPI als sekundär depressive (Rounsaville et al., 1987).

18 Stand der Forschung

Tabelle 2.3: Prävalenzraten affektiver Störungen bei chronischem Alkoholmißbrauch und -abhängigkeit (männl./weibl. Probanden)

Autoren	n m/w	Kriterien/ Methodik	spezif.* Störung	Lebens- zeitpräv %[a]	Aktual- präv. %[a]	prim. Alkoholismus %	sek. Alkoholismus %
Powell et al. (1987)	565 m	PDI RDC	Depr.St. Man.St.	- -	42 22	19	20
Hesselbrock et al. (1985)	321 231/90	DSM-III DIS	MD Man. St.	38 (32/52) 4 (5/3)	23 (18/38) 2 (2/1)	- (47/22) -	- (41/65) -
Ross et al. (1988)	501* 260/241	DSM-III DIS III	MD Dysthym. Man.St.	24 17 2	20 11 2	40 - -	43 - -
Herz et al. (1990)	74 m	DSM-III DIS	MD Dysthym. Man.St.	21 11 3	- - -	- - -	- - -
Tómasson u. Vaglum (1995)	240*** 168/72	DSM-III DIS	MD Dysthym. Man.St.	15 (12/21) 15 11/24 3 1/7	- - -	- - -	- - -
Walker et al. (1994)	127.762 m	Klinische Unterlg.	Depr. St. Bip. St.	- -	9 3	- -	- -
Arolt u. Driessen (1996)	75 59/16	ICD-10 CIDI	Depr. St.	15	-	-	-

Fortsetzung Tabelle 2.3

Autoren	n m/w	Kriterien/ Methodik	spezif.* Störung	Lebens- zeitpräv %[a]	Aktual- präv. %[a]	prim. Alkoholismus %	sek. Alkoholismus %
Helzer & Pryzbeck (1988), ECA	2653 1/1	DSM-III DIS incl. Alk. Mißbr.	MD Dysthym. Man.St.	(5/19) OR=1.7 - OR=1.7 (1/4) OR=6.2	- - -	(78/-) - -	(-/66) - -
Regier et al. (1990), ECA	19.367 1/1	Alle affektiven Störungen		13 OR=1.9	-	-	-

[a] Angaben in ( ) für männliche/weibliche Probanden)
Depr.St. = Depressive Störung (wenn nicht spezifischer angegeben),
MD = Major Depression
Man.St. = Manische Störung
Bip.St. = Bipolare Störung
Dysthym.= Dysthymia
sonst siehe Tab. 2.1

Winocur und seine Mitarbeiter (1971) postulierten Anfang der 70er Jahre auf der Grundlage empirischer Befunde, daß unipolare Depressionen bei Frauen eine familiäre Manifestation des Alkoholismus darstellen können, der selbst wiederum bevorzugt bei den männlichen Mitgliedern betroffener Familien auftrete. Damit wurde einer unabhängigen *Vererbung* beider Erkrankungen widersprochen. Etwa zwanzig Jahre später wurde nach weiteren Studien von der gleichen Arbeitsgruppe eine allgemeine familiär bedingte Komorbidität zurückgewiesen (Coryell et al., 1992). Eine Depressions-Spektrum-Erkrankung als gemeinsame familiäre (genetische) Grundlage beider Störungen wurde jetzt nur noch bei Frauen mit primärer Depression und sekundärem Alkoholismus angenommen: Die männlichen Familienangehörigen der betroffenen Frauen wiesen gehäuft einen Alkoholismus auf, die weiblichen Angehörigen dagegen gehäuft Depressionen. Dinwiddie und Reich (1993) kommen in ihrem Literaturüberblick zu der Schlußfolgerung, daß der Alkoholismus und alle anderen Störungen eine unabhängige genetische Grundlage besitzen (siehe auch Hirschfeld et al., 1990). Neue Untersuchungen kommen zu widersprüchlichen Ergebnissen: Während Maier et al. (1991), Maier et al. (1994) und Merikangas et al. (1994) berichteten, daß affektive Störungen und Alkoholismus überwiegend oder völlig unabhängig voneinander übertragen werden, kamen

20 Stand der Forschung

Kendler et al. (1993) aufgrund einer großen Zwillingsstudie zu dem Ergebnis, daß bei Frauen eine gemeinsame genetische Grundlage für das Auftreten beider Störungen existiere. Das relative Risiko war umso höher, je enger die Definition für Alkoholismus und eine Major Depression war.

Der *Abhängigkeitsverlauf bei Patienten mit Depression* zeigte in der Studie von Hesselbrock et al. (1985) und in einer eigenen Untersuchung (Driessen et al., 1996) retrospektiv keine Unterschiede im Vergleich zu nicht depressiven Patienten, während Roy et al. (1991) über einen früheren Beginn alkoholbezogener Probleme und höhere Trinkmengen sowohl bei primären als auch bei sekundären Depressionen berichteten. Powell et al. (1992) fanden, daß männliche Alkoholiker mit einer Depression neben häufigeren nicht alkoholbezogenen psychiatrischen Hospitalisationen einen etwas höheren globalen Schweregrad des Alkoholismus aufwiesen. Prospektiv zeichneten sich die von Hesselbrock et al. (1985) untersuchten Alkoholiker mit Depression in der Einjahreskatamnese durch folgende Merkmale gegenüber Patienten ohne zweite Diagnose aus (Rounsaville et al., 1987): Längere alkoholspezifische Therapie (nur bei Männern), pathologischeres Alkoholkonsummuster (nur bei Männern), stärkere alkoholbezogene soziale Beeinträchtigungen (bei Männern und vice versa bei Frauen), häufigere Entzugssymptome bei Männern und geringere bei Frauen, höhere Trinkmengen an Trinktagen bei Männern und geringere bei Frauen, pathologischere mittlere MMPI-Scores bei Männern und Frauen, mehr medizinische Probleme insbesondere bei den Männern. Insgesamt bestätigte sich für männliche Alkoholiker die Hypothese des günstigsten Verlaufs ohne zusätzliche Störung, während bei den Frauen diejenigen mit Major Depression den günstigsten Verlauf zeigten. Andere Autoren konnten solche Befunde nicht replizieren (Powell et al., 1992; Sellman und Joyce, 1996), die komorbid depressiven Patienten hatten lediglich häufiger als nicht depressive Alkoholkranke Gesprächsgruppen besucht (Powell et al., 1992). Ob dies als eine Form der aktiven Auseinandersetzung mit den eigenen Problemen gewertet werden kann und Langzeiteffekte zur Folge hat, ist derzeit nicht bekannt.
Die Remissionsrate depressiver Störungen, nicht aber die Rezidivrate, scheint negativ mit gleichzeitig bestehendem Alkoholismus assoziiert ist (Hasin et al., 1996).

Manische und bipolare Störungen
Sieht man von der Arbeit von Powell et al. (1982; Tab.2.3.) ab, wurden manische und bipolare Störungen bei Alkoholismus zwar selten aber häufiger als erwartet gefunden (Lebenszeitprävalenz). Dies trifft auch auf epidemiologische Studien zu (Helzer und Pryzbeck, 1988). Möglicherweise besteht ein Zusammenhang mit dem mehrfach replizierten Befund, daß Patienten in hypomanischen oder manischen Episoden häufig massiv Alkohol trinken. Dabei muß es sich aber keinesfalls um Alkoholabhängige handeln. Die Differenzierung in Alkoholmißbrauch und -abhängigkeit wird allerdings in den Studien nicht vorgenommen.

Eine *genetische Grundlage* für die Komorbidität von Alkoholismus und Manie bzw. bipolarer affektiver Störung konnte bisher nicht (Schuckit, 1986) bzw. nur für eine Subgruppe bestätigt werden (Maier et al., 1995).

Suizidalität
Alkoholabhängige zeigen im Vergleich zur gesunden Bevölkerung ein 60- bis 120-fach erhöhtes Lebenszeit-Suizidrisiko (2.0% bis 3.4%), der Anteil an allen Suiziden beträgt ca. 25% (Jaffe und Ciraulo, 1986; Murphy und Wetzel, 1990). 5% bis 27% aller Todesfälle bei Alkoholikern gehen auf Suizid zurück. Übertroffen wird diese hohe Suizidrate lediglich von Patienten mit affektiven Störungen. Unter 50 suizidierten Alkoholikern fanden Murphy et al. (1979) bei 68% die Kriterien einer Major Depression nach DSM-III-R erfüllt, Beskow (1979) beschrieb bei 89 von 100 suizidierten Substanzmißbrauchern (Alkohol und/oder Drogen) depressive Symptome in der Vorgeschichte. Es konnte weiter gezeigt werden, daß der Anteil der Suizide von 25% (nur Alkoholismus) auf 30% zunimmt, wenn der Alkoholismus als psychiatrische Zweitdiagnose bekannt war. Auch für die Suizidversuchsrate fanden Biro et al. (1991) einen erheblichen Anstieg, wenn eine depressive Störung vorlag (17.3% vs 9.5%), bei Roy et al. 1991) war die Differenz noch deutlicher (32% vs 12%). Sowohl für die Suizidrate als auch für die Suizidversuchsrate scheint das Vorliegen einer Antisozialen Persönlichkeitsstörung einen weiteren erschwerenden Faktor darzustellen (Whitters et al., 1987). Murphy & Wetzel (1990) referierten sechs Studien mit einem Durchschnittsalter der Betroffenen von 48.5 Jahren zum Zeitpunkt des Suizids. Dabei lag der mittlere Beginn der Abhängigkeitsentwicklung im 20. Lebensjahr. Dies bedeutet, daß Suizide meist relativ spät im Verlauf der Abhängigkeit auftreten: Lediglich 11% der Patienten tranken weniger als 10 Jahre exzessiv. Andererseits sind im Unterschied zu depressiven Patienten weniger Alkoholiker nach dem 60. Lebensjahr betroffen. Weiterhin ist unter den an Suizid verstorbenen Alkoholikern der Anteil der in der Vorgeschichte psychiatrisch hospitalisierten höher als unter der Gesamtheit der Mißbraucher und Abhängigen Burch, 1994). Zusammenfassend führen ein hohes Ausmaß suchtbezogener Probleme, ein Alter um 50 Jahre, soziale Isolation und der damit einhergehende Verlust besonders emotionaler Unterstützung sowie das Auftreten depressiver Episoden offenbar häufiger zu einer Hospitalisation aber auch häufiger zu einem Suizid.

2.1.5. Angststörungen

Angstsymptome werden von bis zu drei Vierteln der Alkoholabhängigen berichtet (Smail, 1984; Benos, 1990). Entgegen früheren Annahmen ist diese hohe Prävalenz nicht auf tendenzielles Verhalten oder auf das Phänomen der sozialen Erwünschtheit zurückzuführen, wie Cox et al. (1994) zeigen konnten. Abzugrenzen von diesen Angstsymptomen und -syndromen sind die Angsterkrankungen im engeren Sinne. Aber auch sie gehören neben den affektiven Erkrankungen zu den häufigsten komorbiden Störungen bei Alkoholikern (Schuckit u. Hesselbrock, 1994). Kushner et al. (1990) kommen in ihrer Analyse der Literatur auf eine mittlere Lebenszeitprävalenz von 44% (Median) bei einer Spanne über alle Arbeiten von 23% bis 69%. Dies entspricht auch den in Tab. 2.4 aufgeführten Ergebnissen ausgewählter neuerer Studien (Median 44%). Arbeiten mit eigenen Diagnosekriterien kommen insgesamt zu höheren Prävalenzraten als solche auf der Grundlage standardisierter Kriterien folgen. In somatischen Kliniken und in der Allgemeinbevölkerung wurden mit ca. 19% Angststörungen bei Alkoholikern seltener als in psychiatrischen Kliniken gefunden (Regier et al., 1990; Arolt und Driessen, im Druck) (Tab. 2.4).

Die *Phobien* stellen zusammengenommen mit 6% bis 34% (Median 18%) die größte Gruppe unter den Angststörungen bei Alkoholismus dar (Lebenszeitprävalenz, siehe Tab.2.5). Dabei sind allerdings nur die sozialen Phobien (2%-57%) und die Agoraphobien (2% bis 42%) häufiger als in der Bevölkerung gefunden worden, nicht dagegen die einfachen Phobien nach DSM-III (Kushner et al., 1990). Phobien stellen bei dem überwiegenden Teil der Betroffenen die primäre Störung dar (Schneier et al., 1992). *Panikstörungen* wurden bei 2% bis 21% (Median 7%) der Alkoholiker in psychiatrischen oder Suchtkliniken gefunden (Kushner et al.,1990), wobei zu berücksichtigen ist, daß viele Agoraphobien mit Panikattacken einhergehen.

Zu den *generalisierten Angststörungen* wurden mit 8% bis 52% (Median 23%) sehr weit auseinanderliegende Prävalenzangaben gemacht, sie traten nach Ross et al. (1988a) zu 52% sekundär auf. *Zwangsstörungen* werden im DSM unter den Angststörungen aufgeführt und daher hier mit angeführt: Sie wurden selten untersucht, aber mit 3% bis 12% (Median 7%) ebenfalls häufiger unter Alkoholikern als in der Allgemeinbevölkerung gefunden. Ein spezifischer Zusammenhang mit dem Alkoholismus wurden bisher nicht berichtet, die zeitliche Abfolge beider Störungen weist in keine eindeutige Richtung.

Aus den Prävalenzangaben in Tab. 2.4. ist zu ersehen, daß als Ausdruck der internen Komorbidität die Summe der Prävalenz spezifischer Angststörungen in allen Studien mit entsprechenden Angaben deutlich über der Gesamtprävalenz aller Angststörungen liegt. Eine hohe interne Komorbidität wurde allerdings nicht nur bei alkoholabhängigen Angstpatienten gefunden (Wittchen et al., 1989; Brown und Barlow, 1992; Schneier et al., 1992).
Schuckit u. Hesselbrock (1994) kommen in ihrer kürzlich erschienenen Übersichtsarbeit über spezifischen Angststörungen zu insgesamt niedrigeren korrigierten Prävalenzraten (adjusted rates), da sie lediglich die vor Beginn des Alkoholismus manifesten Angststörungen als eigenständige Erkrankungen akzeptieren. Tatsächlich bestätigen allerdings die Ergebnisse der meisten Studien in Tab.2.4., daß Angststörungen überwiegend die primäre Störung darstellen. Darin kann eine gewisse Bestätigung der Selbstmedikationshypothese, der Spannungs-Reduktions-Hypothese und der Stress-Antwort-Reduktions-Hypothese (dampening) gesehen werden (Kushner et al., 1990). Alle drei Hypothesen beschreiben aus verschiedenen

Tabelle 2.4: Angst- und Zwangsstörungen bei chronischem Alkoholismißbrauch und -abhängigkeit (männl./weibl.)

Autoren	n m/w	Kriterien Methode	spez. Störung	Lebens-zeitpräv. (%)	Aktual-präv. (%)	prim. Alkoholismus	sek. Alkoholismus
Psychiatrische oder Suchtkrankenhäuser							
Mullany & Trippet (1978)	102 85/18	RDC FB	Phobie	-	32 (31/39)	18	72
Powell et al. (1982, 1987)	565 m	RDC PDI	Phobie Panik. Zwang.	- - -	10 13 12	- - -	- - -
Smail et al. (1984)	60 40/20	Klinisch FB	Schwere Phobie Milde Phobie		18 (20/15) 35 (38/30)	- -	- -
Bowen et al. (1984)	48 35/13	RDC SADS-L, FB	Phobie Panik. Gen.A. Alle A.	33 21 23 44	29 - - -	- - - -	- - - -
Weiss & Rosenberg (1985)	84 74/10	DSM-III SCID	Phobie Panik. Gen.A. Alle A.	10 4 8 23	10 4 8 -	- - - 37	- - - 63
Hesselbrock et al. (1985)	321 231/90	DSM-III DIS	Phobie Panik. Zwang.	27 (20/44) 10 (8/14) 12 (12/13)	18 (15/29) 6 (6/9) 5 (4/7)	(31/15) - (37/33) - (67/31)	(64/77) - (63/50) - (29/46)
Hasin & Grant (1987)	120 (84/36)	DSM-III DIS	Phobie Panik. Zwang.	21 7 10	- - -	- - -	- - -
Ross et al. (1988)	501* 260/241	DSM-III DIS	Phobie Panik. Gen.A. Zwang. Alle A.	34 10 52 10 62	20 9 26 6 45	32 23 52 39 -	60 58 39 46 -

Fortsetzung Tabelle 2.4

Autoren	n m/w	Kriterien Methode	spez. Störung	Lebens- zeitpräv. (%)	Aktual- präv. (%)	prim. Alkoholismus	sek. Alkoholismus
Johannessen et al. (1989)	154 m	DSM-III ADIS-R	Phobie Panik.	6 13	- 6	- 39	- 50
Benos (1990)	422 343/79	eigene Klin.,FB		- -	18 (17/23) 17 (13/34)	- -	- -
Tómasson u. Vaglum (1995)	240 168/72	DSM-III DIS	Phobie Panik. Gen.A. Zwang. Alle A.	? 4/13 31/43 5/7 52/64	- - - - -	- - - - -	- - - - -
Allgemeinkrankenhaus							
Arolt und Driessen (im Druck)	57 59/16	ICD-10 CIDI	Phobie Panik Gen. A. alle A.	7 0 0 19	5 0 0 16	- - - -	- - - -
Allgemeinbevölkerung							
Helzer & Pryzbeck (1988) ECA,	2653 1/1	DSM-III DIS incl. Alk. Mißbr.	Phobie Panik. Zwang.	(13/31) OR=1.4 (2/7) OR=2.4 OR=6.2	- - -	(78/-) - -	(-/66) - -
Regier et al. (1990), ECA	19.367 1/1		Alle A.	13 OR=1.9	-	-	-

? keine Angabe über alle Phobien: Einfache Phobie 21/29, soziale Phobie 24/33, Agoraphobie 26/31
Legende siehe Tabelle 2.1

Perspektiven den Einsatz des Alkohols durch das Individuum, um Angstzustände und ihre psychophysiologischen Korrelate zu reduzieren. Für den Eintritt der erwünschten Effekte spielen subjektive Erwartungen über die Wirkung des Alkohols die wesentliche Rolle. Die tatsächlich eintretenden Effekte sind zwar nur kurzfristiger Natur, aber als solche mit einer starken subjektiven Resonanz verbunden und daher häufig handlungsleitend (Logue et al., 1978; Stockwell, 1980; Küfner, 1986). Analoge Alkohol-Effekte konnten Kushner et al. (1996) auch bei Panikattcken belegen. Der Langzeiteffekt des Alkohols scheint dagegen eher in einer Steigerung des Angstniveaus zu liegen (Wiseman et al., 1994), sodaß sich die Betroffenen in einem Teufelskreis bewegen, der sich über den Weg der metabolischen Folgen der chronischen Alkoholintoxikation (z.B. Ketoazidose) und/oder über wiederholte Erfahrungen von Entzugssyndromen und ihre Antizipation etablieren kann (siehe auch Baving und Olbrich, 1996). Bei Panikstörungen werden zudem Kindling-Effekte (Hyperkortisolismus während des Alkoholentzugs), Noradrenalinexzesse und eine Verringerung zentraler GABA-Konzentrationen (Gamma-Aminobuttersäure) als Bindeglieder zwischen beiden Störungen angenommen (George et al., 1990). Von klinischer Seite sprechen Selbstaussagen der Betroffenen über die stärkste Ausprägung von Ängsten während der Trinkepisoden für den anxiogenen Langzeiteffekt des Alkohols (Stockwell et al., 1984; Benos, 1990). Umgekehrt führen Angststörungen ihrerseits zu einer Zunahme von Angstsymptomen und ihren psychophysiologischen Korrelate während eines Alkoholentzugs (Thevos et al., 1991). Die genannten Prozesse sind möglicherweise unabhängig davon, ob er Alkoholismus oder die Angststörung primär auftritt (Goldenberg et al., 1995). Diese Erklärungsmodelle weisen zusammenfassend auf eine komplexe Interdependenz des Alkoholismus und der Angststörungen hin, sie sind allerdings wenig spezifisch für einzelne Angststörungen. Interessant ist aber, daß sich ein ähnliches Kurz-Langzeit-Wirkungsmuster des Alkohols wie bei den depressiven Störungen findet (Kap.2.1.4.1.). In diesem Zusammenhang wurde wiederholt berichtet, daß der überwiegende Anteil der Alkoholiker mit Angststörungen auch unter depressiven Störungen litt (Singerman et al., 1981 zit. nach Bowen, 1984; Bowen et al., 1984; Johannessen, 1989).

Einige *Familienuntersuchungen* zeigten, daß Agoraphobien und soziale Phobien von Indexpatienten bei den Angehörigen das Risiko für die Entwicklung eines Alkoholismus erhöhten (George et al., 1990; Kushner et al., 1990). In Überblicksarbeiten konnte allerdings bei den verschiedenen Angststörungen keine familiäre Transmission der Komorbidität selbst gezeigt werden (Kushner und Sher, 1993; Merikangas und Angst, 1995).

Der Zusammenhang von Angststörungen mit dem *Verlauf* des chronischen Alkoholismus wurde bisher selten untersucht. Während Hesselbrock et al. (1985) und Driessen et al. (1996) für die Phobien und Thevos et al. (1991) für die Gesamtgruppe aller komorbiden Angststörungen keine Besonderheiten des Abhängigkeitsverlaufs fanden, zeigten die Patienten mit Angststörungen in der Studie von Herz et al. (1990) einen rascheren Krankheitsverlauf: Die Zeit vom ersten alkoholbezogenen

Symptom zum Vollbild des Alkoholmißbrauchs oder der -abhängigkeit war signifikant kürzer als bei Patienten ohne Angststörungen. Allerdings ist ein Artefakt bei dieser Untersuchung nicht auszuschließen, da die betroffenen Probanden zum Zeitpunkt der Untersuchung auch jünger waren. In allen drei Fällen handelt es sich um retrospektive Befunde, prospektive Untersuchungen fehlen bisher.

2.1.6. Dissoziative und somatoforme Störungen

Dissoziative Störungen wurden entgegen dem seit Jahren anhaltenden allgemeinen Trend in den USA bei Alkoholismuspatienten bisher kaum beachtet. Dunn et al. (1993) stellten eine erste Studie bei 265 männlichen Substanzmißbrauchern vor, von denen 69% ausschließlich Alkoholmißbraucher waren. Der Verdacht auf eine Dissoziative Störung (Score >15 der "Dissociative Experience Scale" von Bernstein et al., 1986) wurde bei 42% gestellt (in 28% Score >20). Einen Score >30 mit hochgradigem Verdacht auf eine Multiple Persönlichkeitsstörung oder eine Posttraumatische Belastungsstörung wurde bei immerhin 16% gefunden.

Somatisierungsstörungen wurden ebenfalls selten bei Alkoholikern untersucht und lediglich bei 0.4%-1% (Lebenszeit- und Aktualprävalenz) klinischer Stichproben gefunden (Powell et al., 1982; Hesselbrock et al., 1985; Ross et al., 1988; Herz et al., 1990; Tómasson und Vaglum, 1995). Helzer und Pryzbeck (1988) fanden ein fast zweifach erhöhtes Risiko unter den Alkoholikern in der Allgemeinbevölkerung (Odds Ratio=1.9). Weitergehenden Befunde finden sich in der Literatur nicht.

2.2. Persönlichkeit und Persönlichkeitsstörungen bei Alkoholismus

Die Persönlichkeit Alkoholkranker ist seit den 50er Jahren häufig Gegenstand wissenschaftlicher Untersuchungen gewesen. Die Forschungsgeschichte ist bis auf die jüngste Zeit neben nicht empirisch überprüften psychoanalytischen Vorstellungen (Rost, 1987) stark geprägt von der Persönlichkeitspsychologie und ihrem dimensionalen Ansatz. Die wichtigsten Ansätze und Ergebnisse sollen hier kurz vorgestellt werden, da sie die Grundlage für die jüngeren Studien darstellen, die dem Krankheitskonzept der Persönlichkeitsstörung folgen.

2.2.1. Dimensionale Persönlichkeitsdiagnostik und -typologien

Die Persönlichkeitsforschung bei Alkoholabhängigen entwickelte sich unter drei Hauptfragestellungen: 1. Weisen Alkoholiker Besonderheiten ihrer Persönlichkeit auf? 2. Sind diese Persönlichkeitsauffälligkeiten Ursache oder Folgen der Alkoholabhängigkeit (oder beides)? 3. Wenn sie als Folgen aufzufassen sind, sind sie reaktiv oder organisch bedingt (im Sinne des im deutschen Sprachraum häufig verwandten Begriffs der alkoholischen Wesensänderung)?
Zunächst ging man von der Vorstellung aus, einen bestimmten Persönlichkeitstypus, die abhängige Persönlichkeit des Alkoholabhängigen finden zu können (Harten et al., 1987). Diese Vorstellung zeigt, wie sehr Kliniker und Forscher bei Alkoholabhängigen einen gleichförmigen und umfassenden Krankheitstypus vor Augen hatten. Spätestens die Übersichtsarbeiten von Barnes (1979) und MacAndrew (1979) zeigten mittels Re- und Metaanalysen verfügbarer Daten aber, daß sich diese eine Alkoholikerpersönlichkeit empirisch nicht nachweisen ließ (Kritische Würdigung auch bei Antons, 1981). Alkoholiker weisen im Minnesota Multiphasic Personality Inventory (MMPI), dem am häufigsten angewandten Verfahren lediglich erhöhte Werte für die Subskalen Depression und Psychopathie auf, die eher als unspezifische Veränderungen unterschiedlicher Genese aufzufassen waren (Antons, 1981; Küfner, 1981). Hinzu kamen künstlich erhöhte Werte durch Konfundierung mit alkoholbezogenen Merkmalen. Andererseits gelang es aber in verschiedenen Studien mit Hilfe von Skalen, die aus den Fragen des MMPI gewonnen wurden, zu 65% bis 85% Alkoholiker von anderen ambulanten psychiatrischen Patienten zu trennen (MacAndrew, 1979; Küfner, 1981). Barnes (1979) schlug daher vor, die präalkoholische Persönlichkeit von der "klinischen" Persönlichkeit des bereits Abhängigen abzugrenzen. Es lag damals bereits eine bis heute immer wieder zitierte Arbeit vom Kammeier et al. (1973) vor, die die MMPI-Testresultate von 32 Studenten bei der Aufnahme ins College mit denen bei der Aufnahme in eine Alkoholklinik 13 Jahre später vergleichen konnten. Die Erstuntersuchungen zeigten keine pathologischen Auffälligkeiten, die Nachuntersuchung dagegen im Mittel neben den

oben erwähnten Befunden Veränderungen in Richtung pathologischer Werte. Allerdings war nur bei einem Drittel eine erhebliche Veränderung zu verzeichnen. Diese Untersuchung spricht also gegen eine präalkoholische Persönlichkeitsauffälligkeit aber auch gegen eine regelhafte spezifische Persönlichkeitsveränderung im Verlauf der Abhängigkeit. Acevedo et al. (1988) gingen von Hypothese aus, daß alkoholbedingte kognitive Defizite die entscheidende intervenierende Variable bei Persönlichkeitsveränderungen Abhängiger sei. Sie konnten aber empirisch einen solchen Zusammenhang nicht bestätigen.

Die Interpretation solcher Ergebnisse dimensionaler Persönlichkeitsdiagnostik wird kompliziert durch den Befund, daß sich bereits wenige Wochen nach Abstinenz Veränderungen in Richtung einer Normalisierung auf den meisten Ebenen finden ließen (Demel, 1974), auch wenn diese Befunde nicht unwidersprochen blieben (MacAndrew, 1979). Andere Ansätze in der Psychologie (Kontrollüberzeugung, Selbstbild, Feldabhängigkeit, Verleugnungstendenzen, Oralität, Autonomie-Abhängigkeits-Konflikt) erbrachten keine für Alkoholiker typischen Befunde (Küfner, 1981).

Im zweiten Schritt ging man in den 70er und 80er Jahren von der Annahme unterschiedlicher Persönlichkeitstypen aus. Die empirischen Untersuchungen erfolgten wiederum am häufigsten mit dem MMPI, erbrachten aber qualitativ und quantitativ recht unterschiedliche Ergebnisse. Es wurden bis zu 14 unterschiedliche Persönlichkeitstypen in Abhängigkeit vom gewählten Persönlichkeitsmodell, dem Instrument und der untersuchten Stichprobe gefunden (Nerviano, 1981; Svanum und Dallas, 1981; Conley und Prioleau, 1983; Moore, 1985; Alfano et al., 1987; Hinkins et al., 1988). Nerviano und Gross (1987) konnten zwar zeigen, daß sieben verschiedene Persönlichkeitstypen immer wieder beschrieben wurden, zwei von ihnen (Alkoholiker mit schwerem chronischen Distress und solche mit einer reaktiven akuten Depression) waren aber nicht durch überdauernde Persönlichkeitsmerkmale gekennzeichnet. Nur auf fünf Typen traf dies zu, die folgendermaßen benannt wurden: Passiv-aggressive Soziopathen, antisoziale Soziopathen, ein schwer neurotisch gestörter Typus, ein dysphorischer Typus mit gemischten Persönlichkeitsmerkmalen, und ein paranoider Typ. Hier werden bereits Ähnlichkeiten mit dem Konzept der Persönlichkeitsstörungen als Krankheitsentitäten sichtbar, wie sie in der psychiatrischen Klassifikation formuliert wurden (s.u.). Die soziopathischen bzw. antisozialen Persönlichkeitsmerkmale wurden bei einer Subgruppe Alkoholabhängiger immer wieder gefunden. So beschrieb die Arbeitsgruppe um Cloninger (Cloninger et al., 1981) zwei Typen von Alkoholikern, von denen sich einer (Typ II) neben einem Beginn des Alkoholismus in der Jugend, einer hohen familiären Belastung durch einen Alkoholismus der Väter und antisoziale Eigenschaften auszeichnete. Dieses viel beachtete Konzept konnte in späteren Studien zum Teil bestätigt werden und führte zu der Überlegung, Alkoholabhängige mit frühem Trinkbeginn und antisozialen Persönlichkeitszügen als eigenständigen Krankheitstypus zu betrachten (v Knorring et al., 1987; Nordström u. Berglund, 1987; Irwin et al., 1990; Nixon und Parsons, 1990; Baabor et al., 1992; Litt et al., 1992).

2.2.2. Persönlichkeitsstörungen

Untersuchungen zu Persönlichkeitsstörungen bei Alkoholismus folgen einem grundlegend anderen Ansatz als die bisher berichteten dimensional konzipierten Studien. Sie gehen von einem kategorialen Krankheitsmodell aus. In der Zeit vor der Einführung der DSM wurden in vier großen Studien in der Allgemeinbevölkerung Prävalenzraten zwischen 6.0% und 9.8% für die Persönlichkeitsstörungen gefunden (Weissman, 1993). Bei der Einführung der kriterienorientierten, operationalisierten Diagnostik des DSM-III und DSM-III-R wurde die Persönlichkeitsstörungen einer eigenen Achse (II) zugewiesen (Bronisch, 1992). Damit trennte man sie als überdauernde und in der Persönlichkeit verankerte Störungen einerseits von den psychiatrischen Erkrankungen der Achse I, die (überwiegend) zeitlich begrenzt auftreten, und wies gleichzeitig ausdrücklich auf die Möglichkeit hin, Diagnosen auf beiden Achsen parallel zu stellen.
In der ICD-10 dagegen wurden die Persönlichkeitsstörungen mit den anderen psychiatrischen Erkrankungen auf einer Achse belassen. Da die Einführung und Verbreitung standardisierter Untersuchungsinstrumente erst relativ spät erfolgte (Samuels et al., 1994), existieren bis heute wenige Bevölkerungsuntersuchungen über DSM-III(-R)-Persönlichkeitsstörungen (mit Ausnahme der antisozialen Persönlichkeitsstörung, s.u.). Tab. 2.5 zeigt die Prävalenzraten (Persönlichkeitsstörung vorhanden/nicht vorhanden) in Studien, die alle oder die wichtigsten Persönlichkeitsdiagnosen erfaßten. Der Vergleich ergibt eine höhere Prävalenzrate bei Alkoholabhängigen mit einem 2.6- bis 7.1fach erhöhten Lebenszeitrisiko. Die variierenden Raten zwischen den einzelnen Studien (Median 64%) sind nach dieser Übersicht z.T. auf die unterschiedlichen Untersuchungsinstrumente zurückzuführen. Insbesondere das SIDP von Stangl et al. (1985) führt offenbar häufiger zu einer Persönlichkeitsdiagnose. Die meisten Autoren machen keine Angaben über den Anteil polyvalent Abhängiger, obwohl diese Form der Abhängigkeit mit der Prävalenz von Persönlichkeitsstörungen assoziiert zu sein scheint (Nace et al., 1991). Die Übersicht in Tab. 2.5 zeigt weiter, daß Mehrfachdiagnosen bei Alkoholikern und in der Allgemeinbevölkerung häufig gefunden wurden. Diese Form der Komorbidität war Anlaß für Kritik an der Validität der operationalisierten Diagnosesysteme, hier des DSM-III und DSM-III-R (Bronisch, 1992; Perry, 1992; Fiedler, 1994; Zimmermann, 1994).

30 Stand der Forschung

Tabelle. 2.5: Prävalenzraten von Persönlichkeitsstörungen (P) bei Alkoholmißbrauch und -abhängigkeit im Vergleich zu repräsentativen Stichproben in der Allgemeinbevölkerung

Autoren	n m/w	Methodik Kriterien (P)	Lebenszeitprävalenz %	davon > 1 Diagnose %	Diagnosen pro Person (MW)
Studien bei Alkoholmißbrauchern und Alkoholabhängigen					
Koenigsberg et al. (1995)	145 ?/?	klinisch	46	-	1.2
Nace et al. (1991)	100 100/0	SCID-II DSM-III-R	57	-	-
Smyth (1993)	50 36/14	SCID-II DSM-III-R	64	-	3.0
DeJong et al. (1993)	178 128/50	SIDP DSM-III	78	72	1.8
Studien in der Allgemeinbevölkerung					
Reich et al. (1989)	235 randomisiert	PDQ DSM-III	11	-	2.0
Zimmermann & Coryell (1989)	797 355/442	SIDP DSM-III	18	22	1.2
Zimmermann & Coryell (1990)	697 393/304	SIDP PDQ DSM-III	14 10	31 76	- -
Maier et al. (1992)	452 219/233	SCID-II-R DSM-III-R	10[a]	20	-
Samuels et al. (1994)	762 265/497	Interview DSM-III	9 (alle) 6 (def.)	15	1.4

[a] Frauen 10.3%, Männer 9.6%

Tab. 2.6 gibt einen Überblick über die Verteilung spezifischer Diagnosen in den Studien bei Alkoholikern und in drei Bevölkerungsuntersuchungen. Sie sind in DSM-III(-R) nach solchen Clustern geordnet, die Gemeinsamkeiten der subsumierten Störungen widerspiegeln sollen (APA, 1987): Personen des Cluster A erscheinen häufig eigenartig und exzentrisch, Personen des Cluster B dagegen dramatisierend, emotional und unberechenbar, während Personen des Cluster C durch ängstliches oder furchtsames Verhalten auffallen.

Über den *Zusammenhang* zwischen *Persönlichkeitsstörungen und alkoholbezogenen Parametern* ist derzeit wenig bekannt, soweit nur die Studien berücksichtigt werden, die die Gesamtgruppe der Persönlichkeitsstörungen erfaßten. Von solchen Studien wäre zu erwarten, daß sie Aufschluß über unspezifische Besonderheiten der Komorbidität von Persönlichkeitsstörungen und Alkoholismus geben können. Folgt man den Untersuchungen von Nace et al. (1991), Smyth (1993) und Smyth und Washousky (1995), so zeichnen sich die betroffenen Abhängigen aus durch ein höheres Ausmaß situationsbezogenen Trinkens in persönlich unangenehm erlebten oder durch interpersonelle Konflikte belasteten Situationen, ein höheres Ausmaß emotional gefärbter Copingstrategien sowie affektiver und paranoider Psychopathologie, vermehrten und häufigeren Drogenmißbrauch, und häufigere suchtbezogene Hospitalisierungen. DeJong et al. (1993) fanden darüberhinaus bei Cluster-B-Störungen einen ungünstigeren Verlauf der Abhängigkeit in den zwei Jahren nach Erstuntersuchung. Bei Cluster-C-Störungen traf dies nur für männliche Probanden zu, während die Frauen im Gegenteil einen günstigeren Verlauf als die Gesamtstichprobe aufwiesen.

Tabelle 2.6: Lebenszeitprävalenz spezifischer Persönlichkeitsstörungen bei Alkoholmißbrauch und -abhängigkeit und in repräsentativen Untersuchungen in der Allgemeinbevölkerung (%)

	Alkoholismus			Allgemeinbevölkerung		
	Nace et al. (1991) n=100	Smyth (1993) n=50	DeJong et al. (1993) n=178	Reich et al. (1989) n=235	Samuels et al. (1994) n=762	Meier et al. (1992) n=452
Cluster A				13	0 (0)[c]	
Paranoid	7	34 (6)[a]	14 (16)[b]	1	0 (0)	2
Schizoid	0	2 (0)	4 (14)	1	0 (0)	<1
Schizotyp	0	6 (2)	17 (7)	13	0 (0)	<1
Cluster B				6	4 (5)	
Antisozial	3	14 (8)	5 (0)	<1	2 (2)	<1
Borderline	17	32 (20)	17 (7)	4	<1 (<1)	1
Histrionisch	6	34 (23)	34 (23)	<1	2 (4)	1
Narzißtisch	4	7 (25)	7 (25)	1	0 (0)	0
Cluster C				26	2	4
Selbstunsicher	2	32 (10)	19 (12)	<1	0 0	1
Abhängig	4	14 (6)	29 (23)	15	0 0	2
Zwanghaft	2	12 (4)	19 (18)	15	2 3	2
Passiv-aggressiv	5	20 (2)	14 (8)	0	0 0	2
Selbstschädigend	5	-	-	-	-	-
Nicht spezifisch	2	2 (2)	-	-	-	-
≥ 1 Diagnose	57	64	78	29	6 (9)	10
Drogabusus	?*	?	0	?	5	?

a Hauptdiagnose in ( )
b Anteil ohne weitere Persönlichkeitsstörung in ( )
c sichere Diagnose ohne, sichere und wahrscheinliche Diagnose mit ( )
* signifikant häufiger in der Gruppe mit einer Diagnose (p=.001)

In einem bisher einmaligen Ansatz zur Komorbidität konnten Lehman et al. (1993) bei 314 Patienten zeigen, daß die auf der Achse I (DSM-III-R) komorbiden Substanzmißbraucher bzw. -abhängigen signifikant häufiger Persönlichkeitsstörungen aufwiesen als ausschließlich psychiatrisch oder suchterkrankte Patienten (71.2% und 69.9% versus 47.8% und 35.0%). Sollte sich dieser Befund bestätigen lassen, wäre er von hoher klinischer Bedeutung. In der Therapie müßte dann ein wesentlicher Schwerpunkt auf der Behandlung der Persönlichkeitsstörung liegen. In Übereinstimmung mit diesem Ansatz betonen Freyberger und Schürmann (1994) aus psychodynamischer Sicht die Ich-stützende Funktion des Suchtverhaltens. Alkoholabhängige Patienten mit PS stellen zweifelsohne besondere Anforderungen an Therapeuten und Behandlungsteam, was vereinzelt bereits zu spezialisierten stationären Einrichtungen geführt hat (v d Haar et al., 1994).

2.2.2.1. Antisoziale Persönlichkeitsstörungen

Antisoziale Persönlichkeitsstörungen (ASP) wurden häufiger als alle anderen Störungen der Achse II des DSM untersucht. Dafür dürften zwei Gründe ausschlaggebend sein: Erstens waren antisoziale Eigenschaften bereits mehrfach durch die Persönlichkeitspsycholgie beschrieben worden (s.o.) und zweitens wird die ASP als einzige diagnostische Kategorie der Achse II in dem in den USA verbreitetsten Instrument, dem Diagnostic Interview Schedule (DIS; Robins et al., 1981), miterfaßt.

Auch in der Zeit vor der Einführung operationalisierter Diagnosesysteme war sie Gegenstand wissenschaftlicher Untersuchungen (u.a. Schuckit, 1973; Tarter, 1979; Virkunnen, 1979; Rada, 1982; Lewis et al., 1983; Hesselbrock et al., 1984). Bei 31% bis 47% der Alkoholabhängigen in klinischer Behandlung (Powell et al., 1982; Hesselbrock et al., 1985; Hasin und Grant, 1987; Ross et al., 1988) und bei 14% der Alkoholiker in der Allgemeinbevölkerung (Odds Ratio=21.0, Helzer und Pryzbeck, 1988; Regier et al., 1990) wurde eine ASP gefunden wurden. Diese Daten wurden zumeist dahingehend interpretiert, daß auch die antisozialen wie andere komorbide Alkoholiker häufiger in eine stationäre Behandlung kommen. Die genannten Prävalenzdaten wurden allerdings sämtlich in den USA gefunden, ihr Ausmaß ist aus der eigenen klinischen Erfahrung in der BRD nicht nachvollziehbar. Sie kontrastieren auch stark mit epidemiologischen Untersuchungen in der Allgemeinbevölkerung insgesamt, aus denen mit 0.4% bis 3.3% sehr viel niedrigeren Lebenszeitprävalenzraten berichtet wurden (Reich et al., 1989; Zimmermann und Coryell, 1989; Regier et al., 1990; Zimmermann und Coryell, 1990; Samuels et al., 1994; Fiedler, 1994).

Auffällig ist das Zusammentreffen von Alkoholismus, Drogenmißbrauch und ASP (Gerstley et al., 1990; Martin et al., 1993). In vielen oben zitierten Studien sind die Stichproben durch einen oft nicht genau benannten Anteil von Drogenmißbrauchern oder -abhängigen gekennzeichnet. Es liegt nahe anzunehmen, daß die hohen Prävalenzraten der ASP durch polyvalente und primär Drogenabhängige Probanden bedingt ist (Ross, 1988) und weniger einen typischen Befund unter Alkoholabhängigen reflektieren.

Alkoholabhängige mit einer antisozialen Persönlichkeitsstörung zeichnen sich mit Übereinstimmung der meisten genannten Autoren aus durch einen frühen Trinkbeginn und eine rasche aber auch wechselhafte Abhängigkeitsentwicklung bereits im Jugend- oder sehr frühen Erwachsenenalter, durch frühe alkohol- bzw. suchtspezifische Behandlungen, einen ungünstigeren Verlauf nach Therapien und ein hohes Maß depressiver Störungen mit häufiger Suizidalität (Schuckit, 1973; Tarter, 1979; Virkunnen, 1979; Rada, 1982; Lewis et al., 1983; Hesselbrock et al., 1984; Hesselbrock et al., 1985; Hesselbrock, 1986; Hesselbrock et al., 1986; Rounsaville et al., 1987; Herz et al., 1990; Alterman et al., 1991; Powell et al., 1992). Überwiegend handelt es sich um männliche Personen, die familiär vorbelastet sind durch alkoholabhängige und/oder antisoziale Väter. Sie zeigen ein geringeres Problembewußtsein und weniger Schuldgefühle als andere Patienten bezogen auf den pathologischen Alkoholkonsum.

2.2.2.2. Borderline Persönlichkeitsstörungen

Das Konzept der Borderline Persönlichkeitsstörungen (BPS) wurde in Hinblick auf solche Patienten entwickelt, die sich kaum in die psychiatrische Nosologie einordnen ließen, da die Symptomatik sowohl neurotische als auch gelegentlich psychotische Merkmale aufwies. Die Betroffenen zeichnen sich insbesondere durch eine Instabilität der Symptomatik und ihrer interpersonellen Beziehungen aus. Die Konzeptentwicklung des Borderline Syndroms und der gleichnamigen Persönlichkeitsstörung (BPS) wurde insbesondere von psychoanalytischer Seite vorangetrieben und namentlich durch Kernberg (1975) und im deutschen Sprachraum durch Rohde-Dachser (1985) verbreitet (Überblick bei Hartocollis, 1982; Fiedler, 1994).
Mit der Entwicklung eines standardisierten Untersuchungsinstrumentes durch Gunderson und Kolb (1978; deutsche Bearbeitung: Eckert et al., 1991) und die Aufnahme in die Achse II des DSM-III erfuhr die psychiatrische Forschung auf diesem Gebiet einen erheblichen Aufschwung. Da trotz einer gelegentlich verwirrenden Definitionsvielfalt relativ große Einigkeit darüber besteht, daß substanzbezogene Störungen häufig bei den Betroffenen anzutreffen sind, lag es nahe, das Auftreten der BPS unter Alkoholikern zu untersuchen. Während Vaglum und Vaglum (1985) unter 64 Alkoholikerinnen auf der Grundlage eines DSM-III-orientierten klinischen Interviews bei 66% eine BPS fanden, war die Prävalenz bei Nace et al. (1983) auf der Grundlage des standardisierten Interviews von Gunderson und Kolb (1978) deutlich niedriger: Die Autoren fanden unter 94 Alkoholikern insgesamt 21.2% Patienten mit BPS (Score > 7). Dieses Ergebnis stimmt gut mit den in Tab.2.7. dargestellten Ergebnissen überein (Prävalenz 17% bis 32%). In einer epidemiologischen Untersuchung in der Bevölkerung Quebecs wurden in einer kleinen Teilstichprobe von Alkoholikern (n=21) mit 19% eine ähnlich hohe Prävalenzrate gefunden (Tousignant u. Kovess, 1989). In einer deutschen Untersuchung

fanden v.d.Stein und Podoll (1994) sogar bei 30% von 150 Alkoholikern eine BPS nach DSM-III-R auf der Grundlage eines klinischen Interviews. Dagegen ist die Prävalenz in der Allgemeinbevölkerung mit unter 1% bis 4% erheblich niedriger. Die diagnostische Überlappung zwischen BPS und Substanzmißbrauch wurde allerdings kaum berücksichtigt: Vernachlässigt man nämlich die substanzbezogenen Symptome, reduziert sich nicht nur die Prävalenz der BPS bei Alkoholikern (von 21.2% auf 12.8% bei Nace et al., 1983). In einer Untersuchung bei Patienten mit BPS konnten Dulit et al. (1990) auch zeigen, daß 67% ihrer BPS-Patienten eine substanzbezogene Diagnose erhielten. 23% erfüllten dagegen die Kriterien einer BPS nicht mehr, wenn man die entsprechenden substanzbezogenen Kriterien vernachlässigte. Diese Konfundierung beider Störungen und mögliche Vorurteile gegenüber den Betroffenen führten schließlich zu einer Grundsatzkritik an der Stellung der Diagnose BPS bei Alkoholabhängigen (Kellermann, 1994).

Über den *Zusammenhang von Alkoholismus und BPS* ist darüberhinaus wenig bekannt: In der Untersuchung von Nace et al. (1983) berichteten die Betroffenen lediglich ein häufigeres Craving in subjektiv angenehmenen und unangenehmen Situationen. V.d.Stein und Podoll (1994) fanden retrospektiv bei betroffenen Frauen einen früheren Beginn des Alkoholismus, einen längeren Abhängigkeitsverlauf und bei beiden Geschlechtern zwei- bis dreifach häufigere Entzugsbehandlungen in der Vorgeschichte.

2.2.2.3. Andere Persönlichkeitsstörungen

Bisher existieren bis auf Prävalenzangaben (Tab. 2.7) praktisch keine spezifischen Kenntnisse über den Zusammenhang von anderen Persönlichkeitsstörungen und Alkoholismus, wenn man von Einzelfallbeschreibungen absieht (Costello, 1989).

3. Fragestellungen und Ziele

In der vorliegenden Untersuchung werden zwei Hauptziele verfolgt:
1. Zunächst soll in einem polydiagnostischen Ansatz die Prävalenz von psychiatrischen Störungen, von Persönlichkeitsstörungen und ihr Zusammenhang bei Alkoholabhängigen in stationärer psychiatrischer Entgiftungsbehandlung erhoben werden. Bisher wurden in vier größeren und einer kleineren publizierten Studie mittels standardisierter diagnostischer Methodik der Versuch unternommen, das gesamte Spektrum psychiatrischer Störungen (der Achse I des DSM) abzubilden (siehe Tab. 2.1). Diese Untersuchungen wurden bis auf eine skandinavische Arbeit in den USA und Kanada durchgeführt, entsprechende Ansätze aus europäischen Ländern existieren darüberhinaus nicht. Ein Nachteil dieser Studien war, daß die Stichproben immer auch polyvalent Abhängige (von illegalen Drogen) einschlossen, obwohl sich diese Patienten in mehrfacher Hinsicht von ausschließlich Alkoholabhängigen unterscheiden (Kap.2.2). Ein weiterer Nachteil besteht darin, daß alle Autoren auf die Erfassung von Persönlichkeitsstörungen verzichteten, so daß deren Bedeutung unberücksichtigt bleiben mußte. Dabei legen die drei publizierten Prävalenzstudien nahe, daß der Anteil von Persönlichkeitsstörungen bei (polyvalent) Abhängigen erheblich ist (Tab. 2.6).
2. In einem zweiten Schritt soll die Bedeutung der verschiedenen psychiatrischen Störungen für den Verlauf und die Schwere der Abhängigkeitsentwicklung retrospektiv und prospektiv untersucht werden. Bisherige Untersuchungen zu diesem Thema beziehen sich überwiegend auf das Gesamtausmaß unspezifischer psychopathologischer Gestörtheit. Der Zusammenhang mit spezifischen Diagnosen führte zu einigen z.T. widersprüchlichen Ergebnissen, die im Literaturkapitel referiert wurden.

Im Einzelnen sollen die folgenden Hypothesen überprüft werden:

Hypothese A: Psychiatrische Erkrankungen sind bei Alkoholabhängigen ohne zusätzliche substanzbezogene Störungen häufiger als in der Allgemeinbevölkerung aber seltener als bei Patienten mit polyvalenten Substanzstörungen. Die Prävalenz psychiatrischer Komorbidität soll unter Berücksichtigung verschiedener Zeitfenster untersucht werden, da die Aktualprävalenz (hier: Halbjahresprävalenz) neben dem Schweregrad einer Störung die entscheidende Grundlage für die Abschätzung des

Behandlungsbedarfs darstellt und möglicherweise in Zusammenhang mit der stationären Aufnahme steht. Darüberhinaus wird angenommen, daß Kliniker seltener komorbide Störungen bei Alkoholabhängigen diagnostizieren als dies auf der Grundlage eines standardisierten Erhebungsinstrumentes geschieht. Daher sollen beide diagnostische Vorgehensweisen durchgeführt und miteinander verglichen werden.

Hypothese B:.Der Anteil sekundär Abhängiger unter den psychiatrisch komorbiden Patienten (Beginn des Alkoholismus erst bei bestehender anderer Erkrankung) ist unter rein Alkoholabhängigen höher als unter polyvalent Abhängigen. In früheren Studien wurden z.T. widersprüchliche Ergebnisse gefunden, primär Abhängige überwogen aber in den meisten Untersuchungen.

Hypothese C: Persönlichkeitsstörungen sind unter Patienten mit Alkoholismus häufiger als in der Allgemeinbevölkerung aber unter Alkoholabhängigen ohne zusätzliche substanzbezogene Störung seltener als in Stichproben mit polyvalent Abhängigen. Unter den spezifischen Störungen sind die Antisozialen und die Borderline-Persönlichkeitsstörungen am häufigsten.

Hypothese D: Alkoholabhängige mit Persönlichkeitsstörungen weisen eine höhere Prävalenz komorbider psychiatrischer Störungen auf als solche ohne Persönlichkeitsstörungen. Allgemein zeichnen sich Patienten mit Persönlichkeitsstörungen durch vielfältige psychiatrische Symptome und Syndrome auf. Es soll daher geprüft werden, ob das Risiko einer komorbiden psychiatrischen Störung bei Patienten mit Persönlichkeitsstörungen erhöht ist.

Hypothese E: Bei Patienten mit zusätzlichen psychiatrischen Störungen (Lebenszeitprävalenz) verläuft die Abhängigkeit ungünstiger als bei Patienten ohne zusätzliche Störungen. Einige Studien zu diesem Thema legen diese Hypothese nahe. Sie soll in einer retrospektiven und einer prospektiven Untersuchung überprüft werden. Insbesondere ist zu klären, ob es sich - im positiven Fall - um einen unspezifischen Effekt komorbider Störungen handelt oder ob er auf spezifische Störungen bzw. Störungsgruppen zurückzuführen ist.

Hypothese F: Primär und sekundär komorbide Patienten unterscheiden sich nicht hinsichtlich Abhängigkeitsverlauf und -schwere. Diese Hypothese wird durch eine empirische Untersuchung nahegelegt. Es ist aber wahrscheinlich, daß sich der Alkoholismus bei den sekundär Abhängigen durchschnittlich in einem höheren Lebensalter bei schon gefestigterer Persönlichkeit entwickelt. Der kürzere und evtl. wechselhaftere Verlauf bis zur Indexuntersuchung würde dann zu weniger schwerwiegenden Folgen führen.

Hypothese G: Die Patienten mit Persönlichkeitsstörungen weisen einen besonders ungünstigen Verlauf der Abhängigkeit auf. Auch dieser Hypothese soll in einem retro- und prospektiven Ansatz nachgegangen werden. In methodisch ausreichend abgesicherten Studien ist nur für Patienten mit Antisozialen Persönlichkeitsstörungen retrospektiv ein früherer Mißbrauchsbeginn und eine schnellere Entwicklung zur Abhängigkeit beschrieben worden. Obwohl bisher kaum diagnostisch breiter angelegte oder prospektive Untersuchungen vorliegen, legen die bei vielen Persönlichkeitsstörungen oft in mehrere Lebensbereiche gehenden und lange Zeit überdauernden psychosozialen Folgen die Hypothese auch für die übrigen Persönlichkeitsstörungen nahe.

Hypothese H: Suizidversuche sind bei Alkoholabhängigen häufiger als in der Allgemeinbevölkerung beobachtet worden, sie waren aber mit bestimmten diagnostischen Gruppen, meist depressiven Störungen, assoziiert. Wegen der großen klinischen Bedeutung soll ein besonderes Augenmerk auf die Suizidalität der Alkoholabhängigen gelegt werden. Ob neben den affektiven Störungen auch andere Diagnosen mit einer erhöhten Suizidalität assoziiert sind, soll bestimmt werden. Darüberhinaus soll der Zusammenhang Suizidalität und Verlauf des Alkoholismus untersucht werden.

4. Methoden

4.1. Anlage und Durchführung der Studie

Die Erstuntersuchung der Probanden fand zwischen September 1992 und Juli 1994 statt. Für die Studie wurden alle 18 bis 65 Jahre alten Patienten rekrutiert, die in der Klinik für Psychiatrie der MUL zu einer stationären Entgiftungsbehandlung aufgenommen wurden und bei der regulären Aufnahmeuntersuchung die klinischen ICD-10-Kriterien einer Alkoholabhängigkeit (F10.2X; Dilling et al., 1991) erfüllten. Ausschlußkriterien waren: 1. Zusätzliche substanzbezogene Störungen (entsprechend der Fragestellung) und 2. mehr als 10 stationäre Entgiftungsbehandlungen in der Anamnese. Bei diesen letzten Patienten war zu befürchten, daß sie für die Katamneseuntersuchungen nicht zu gewinnen sind (z.B. häufige Wohnungslosigkeit).
Die in die Studie aufgenommenen Patienten wurden über die Untersuchung aufgeklärt und ihr Einverständnis eingeholt.

Indexuntersuchung
Weiss et al. (1992) wiesen in ihrem Literaturüberblick darauf hin, daß in zahlreichen Studien zur Komorbidität von Suchtmittelabhängigen keine ausreichenden Angaben zum Untersuchungszeitpunkt in Hinblick auf den Entzugsverlauf gemacht wurden, sodaß eine Konfundierung von Psychopathologie, anamnestischen Angaben und Entzugssymptomatik naheliegt. Daher wurde die Indexuntersuchung erst durchgeführt, wenn klinisch relevante Entzugssymptome entsprechend den oben genannten Kriterien abgeklungen waren. Die Indexuntersuchungen (Interviews) fanden an verschiedenen Tagen während des stationären Aufenthaltes parallel zu der jeweiligen Behandlung statt.
Die *Katamnesenuntersuchungen* wurden sechs und zwölf Monate nach der Indexuntersuchung durchgeführt. Die Patienten wurden mit einem Terminvorschlag angeschrieben und gebeten, diesen zu bestätigen. Bei mangelnder Rückantwort folgten mindestens zwei schriftliche, persönliche oder fernmündliche Versuche der Kontaktaufnahme. Weiterhin wurde versucht, Kontakt mit den Probanden über die großen örtlichen Krankenhäuser (Kliniken der MUL und Städtisches Krankenhaus) sowie über die Suchtaufnahmestationen der zuständigen Fachklinik für Psychiatrie, Neurologie und Rehabilitation in Neustadt aufzunehmen.

4.2. Instrumente

Dokumentationsstandards
Die Erhebung soziodemographischer Daten und ein Teil der Daten zum bisherigen Verlauf des Alkoholismus erfolgte mittels einer leicht modifizierten Form der Dokumentationsstandards 2 der Deutschen Gesellschaft für Suchtforschung und -suchttherapie (1992). Dieses standardisierte Interview wird in einer zunehmenden Zahl stationärer Suchthilfeeinrichtungen angewendet. Trotz einiger methodischer Unschärfen wurde dieses Instrument ausgewählt, um eine ausreichende Vergleichbarkeit mit anderen Alkoholismusstudien im deutschsprachigen Raum zu ermöglichen.

Composite International Diagnostic Interview (CIDI)
Das 'Composite International Diagnostic Interview' (CIDI) wurde im Rahmen eines Gemeinschaftsprojektes der Weltgesundheitsorganisation (WHO) und der US Alcohol, Drug Abuse and Mental Health Administration entwickelt (ADAMHA, Robins et al., 1989). Es handelt sich um ein standardisiertes psychiatrisches Interview von 60 bis 120 Minuten Dauer, das über die Erfassung der Symptome hinaus auch deren Beginn und das letztmalige Auftreten abbildet. Es erlaubt die Erstellung von psychiatrischen Diagnosen auf der Grundlage der Forschungskriterien der beiden gebräuchlichsten internationalen Klassifikationen psychiatrischer Störungen ICD-10 und DSM-III-R (neuerdings DSM-IV) und des Present State Examination (PSE, Wing et al., 1974). Dabei muß aber berücksichtigt werden, daß einige Störungen - insbesondere die Reaktionen und Anpassungsstörungen (F43) - nicht abgebildet werden. Das CIDI wurde in internationalen Feldstudien überprüft. Es wurde eine ausreichend gute Paßgenauigkeit und Akzeptanz, eine sehr gute Interraterreliabilität und eine gute bis sehr gute Test-Retest-Reliabilität gefunden (Semler, 1990; Cottler et al., 1991; Wittchen et al., 1991). Das CIDI in der deutschen Version (Wittchen und Semler, 1990) wurde bereits in einer früheren Untersuchung in der Klinik für Psychiatrie der MUL eingesetzt (Arolt et al., 1995). Die Interraterreliabilität war mit einem zufallskorrigierten Kappa zwischen .85 und .91 sehr gut. Die Untersucher der vorliegenden Studie nahmen entsprechend den Empfehlungen der WHO an einem einwöchigen Trainingsseminar teil und waren an täglichen Fallkonferenzen in der Klinik beteiligt. Für die vorliegende Untersuchung wurden die Diagnosen nach ICD-10 (Dilling et al., 1994) ausgewertet.

International Personality Disorder Examination (IPDE)
Das 'International Personality Disorder Examination' (IPDE) wurde in den achtziger Jahren von der Arbeitsgruppe um Loranger entwickelt und in einer internationalen Multicenterstudie untersucht (Loranger et al., 1991). Es handelt sich um ein halbstandardisiertes,156 Items umfassendes Interview, dessen Durchführung 60 bis 120 Minuten in Anspruch nimmt. Sämtliche Persönlichkeitsstörungen nach DSM-III-R und ICD-10 können abgebildet werden, darüberhinaus ist eine quantitative Auswertung dimensionaler Scores möglich. Alle Items werden auf einer dreistufigen Skala geratet (0= Kriterium nicht erfüllt, 1= Kriterium teilweise erfüllt, 2= Kriterium

voll erfüllt). Das IPDE stellt eine erweiterte Fassung der Vorläuferform, des 126 Items umfassenden PDE dar, mit dem lediglich Diagnosen nach DSM-III-R gestellt werden können (Loranger, 1987; Loranger, 1988). Da die Veränderungen erst während der Laufzeit dieser Studie in die deutsche Version eingearbeitet wurden, wurde der größere Teil der Stichprobe mit dem PDE (67.6%) und der zweite Teil mit dem IPDE (32.4%) untersucht. Daher erfolgte die Auswertung der Diagnosen in der vorliegenden Arbeit ausschließlich nach DSM-III-R. Die Interraterreliabilität des PDE ist im Vergleich zu anderen Verfahren in beiden Versionen gut bis sehr gut (Zimmerman, 1994). Die Test-Retest-Reliabilität über einen Sechsmonatszeitraum ist unter allgemeinen Testgütekriterien zwar als gut zu bezeichnen; allerdings reicht sie (wie bei anderen Instrumenten) kaum aus, wenn man die Tatsache berücksichtigt, daß überdauernde Eigenschaften gemessen werden sollen (Zimmerman, 1994). PDE und IPDE zeigen mit anderen derzeit verfügbaren Interviewverfahren nur eine mäßige Übereinstimmumg auf der Ebene der spezifischen Diagnosen (Bronisch und Mombour (1994). Die Ergebnisse sind allerdings besser als für die meisten anderen Instrumente (Perry, 1992). Für die vorliegende Studie nahmen alle UntersucherInnen an einem zweitägigen Trainingsseminar unter Leitung von Herrn PD Dr. Mombour (Max- Planck- Institut für Psychiatrie München, WHO-Trainingszentrum) und an weiteren internen Trainingsseminaren teil. Eine Interraterreliabilitätsprüfung ergab eine vollständige Übereinstimmung bezüglich Vorhandensein einer Diagnose überhaupt und auch bezüglich spezifischer Diagnosen.

Interview zum Verlauf der Abhängigkeit
Retrospektiv wurde der Verlauf der Abhängigkeit mittels einer leicht modifizierten Version des Trinkphaseninterviews von Skinner (1979) erhoben. In diesem Interview werden vom Zeitpunkt des ersten Alkoholgenusses an konsum- und therapiebezogene Parameter des Trinkens und seiner Folgen für alle früheren Episoden der Abhängigkeitsentwicklung erfaßt. Eine Episode bzw. Phase ist dabei definiert als die Zeit, in der keine signifikanten Änderungen des alkoholbezogenen Verhaltens aufgetreten sind. Dieses Vorgehen wirft die Frage nach der Validität der Selbstaussagen von Alkoholikern auf. Entgegen den Annahmen vieler Kliniker kann sie insgesamt als recht positiv beantwortet werden, wie in verschiedenen Untersuchungen gezeigt wurde (Sobell und Sobell, 1981; Polich, 1982). Dies gilt allerdings nur, wenn ein subjektives Krankheitskonzept besteht, und es gilt nur für den abstinenten Zustand (Sobell und Sobell, 1981): Bei 82% der Untersuchten konnten die alkoholbezogenen Angaben fremdanamnestisch validiert werden.
Für die beiden *Katamnesenzeiträume* von je sechs Monaten wurden ein strukturiertes Trink- bzw. Abstinenzphaseninterview entwickelt (Anhang 10.1), das sich eng an das Trinkphaseninterview von Skinner anlehnt.

4.3. UntersucherInnen

Die psychiatrischen Interviews (CIDI und IPDE) wurden von 3 Ärztinnen und 2 Ärzten durchgeführt, die über eine klinisch-psychiatrische Erfahrung zwischen zwei und sieben Jahren verfügten. Drei von ihnen waren darüberhinaus ausgebildete PsychotherapeutInnen. Die Katamneseninterviews wurden von einer erfahrenen psychologisch-technischen Assistentin, zwei Dipl-Psychologen und einer der Ärztinnen durchgeführt. Die Dokumentationsstandardsstandards wurden von den Projektmitarbeitern oder den Stationsärzten erhoben. Bei diesen Untersuchungen kannten die MitarbeiterInnen die Ergebnisse der standardisierten psychiatrischen Interviews nicht.

4.4. Datenbearbeitung und Statistik

Sämtliche Daten wurden primär in den dafür vorgesehenen Interviewbögen dokumentiert. Die Daten des CIDI-Interviews wurden unter Anwendung des CIDI-Computer-Programms (Pfister et al., 1991) eingelesen und ICD-10-Diagnosen berechnet. Sämtliche anderen Rohdaten wurden zusammen mit den CIDI-Computerdiagnosen in eigens erstellten Datenmasken eingegeben. Da für die beiden Subformen des Personality Disorder Examination (PDE und IPDE) zum Zeitpunkt der Auswertung noch keine geeigneten Computerprogramme vorlagen, wurden diese innerhalb des Statistikprogramms SPSS (Nie et al., 1975) in der Windows-Version (Kähler, 1994) erstellt. Das Vorgehen richtete sich nach den Vorgaben der Manuale (Loranger, 1988; Mombour et al., 1993). Mit den Programmen ist es möglich, in einem Schritt kriterienorientierte spezifische Diagnosen und Cluster-Diagnosen (DSM-III-R) mit den drei Kategorien nicht vorhanden (=0), wahrscheinlich (=1) oder sicher vorhanden (=2) auszuwerten.

Sämtlichen statistischen Prozeduren wurden in SPSS durchgeführt, in der Regel nonparametrische Verfahren: CHI^2-Test mit Korrektur durch den Fisher's Exact Test, Mann-Whitney U-Test mit Korrektur für parallele Rangbesetzungen, Spearman's Rangkorrelation. Mehrfach gestufte einfaktorielle Varianzanalysen wurden mit dem Test nach Bonferroni auf signifikante Gruppenunterschiede überprüft. Dieser Test berücksichtigt die Anzahl der berechneten Gruppenvergleiche. Aus explorativen Gründen wurde einmalig eine Faktorenanalyse trotz nicht vollständig gegebener statistischer Voraussetzungen (Normalverteilung) berechnet (Kap. 6.4.1.). Die Odds Ratio stellt ein Maß in der epidemiologischen Forschung dar. Sie gibt das relative Risiko der Wahrscheinlichkeit einer Erkrankung (a,c=ja; b,d=nein) bei einer gegebenen (a,b) versus nicht gegebenen (c,d) Bedingung an und berechnet sich nach der Formel (a:b)/(c:d) (Weyerer, 1993); dabei wird sowohl die Erkrankungswahrscheinlichkeit als auch die Nicht-Erkrankungswahrscheinlichkeit berücksichtigt (Kreienbock u. Schach, 1995).

5. Stichprobe

Während der Ersterhebungsphase wurden zunächst alle alkoholabhängigen Patienten rekrutiert, die auf dem Konsilweg oder per Auf- oder Übernahmewunsch in Kontakt mit der Klinik kamen und die Ein- und Ausschlußkriterien erfüllten (n=461). Davon wurden n=329 tatsächlich in die Studie aufgenommen, die übrigen konnten aus Bettenmangel nicht stationär aufgenommen werden (n=132).

Aus organisatorischen Gründen konnten nur bei 269 Patienten alle psychiatrischen Interviews durchgeführt werden. Davon wiesen 19 (7.1%) eine zusätzliche andere Substanzstörung klinisch oder im CIDI-Interview auf. Die gesamte untersuchte Stichprobe umfaßt daher 250 Patienten (100%). Die soziodemographischen Daten der Indexstichprobe sind der Tab. 5.1 zu entnehmen. Der hohe Anteil (fast Dreiviertel) männlicher Patienten und das Durchnittsalter von ca. 41 Jahren entspricht dem typischen Klientel stationärer Einrichtungen zur Behandlung des Alkoholismus. Über die Häfte der Patienten (53.6%) lebten ohne Partner und immerhin ein Viertel war ledig. 91.6% verfügten über eine abgeschlossene Schulausbildung und 41.6% hatten mehr als 9 Jahre lang die Schule besucht. Innerhalb des Jahres vor der Indexuntersuchung waren 52.4% mehr als 6 Monate arbeitslos und nur ein Drittel (35.2%) waren den gesamten Zeitraum über berufstätig (hier im Sinne von erwerbstätig) gewesen.

Während 73.6% der Patienten primär in der Klinik für Psychiatrie der MUL aufgenommen wurden, wurden 19.2% von internistischen und 2.8% von chirurgischen Kliniken bzw. Abteilungen der Medizinischen Universität zu Lübeck und des Städtischen Krankenhauses übernommen. 4.4% wurden von anderen Kliniken zugewiesen.
Der hohe Anteil primär in somatischen Kliniken aufgenommener Patienten (28.0%) weist auf eine hohe aktuelle somatische Morbidität. Tatsächlich wurde bei 72.8% zumindest eine Erkrankung diagnostiziert, bei 26.8% wurden zwei und bei immerhin 14.0% wurden drei Diagnosen gestellt. Bei der Mehrzahl der betroffenen 182 Patienten wurde die Schwere der Erkrankung klinisch als mittelgradig beurteilt (61.0%), bei 24.3% jedoch sogar als schwergradig. Wie zu erwarten, wurden Lebererkrankungen am häufigsten diagnostiziert (43.6%, Tab. 5.2.), bei einem

Tabelle 5.1.: Soziodemographische Angaben, n=250

		n	%
Geschlecht	männlich	181	72.4
	weiblich	69	27.6
Alter (42.1±9.2)	≤ 25 Jahre	8	3.2
	26 - 35 Jahre	60	24.0
	36 - 45 Jahre	93	37.2
	46 - 55 Jahre	70	28.0
	56 - 65 Jahre	19	7.6
Familienstand	verheiratet / zusammenlebend	116	46.4
	verwitwet	9	3.6
	getrennt	19	7.6
	geschieden	43	17.2
	ledig	63	25.2
Anzahl der Kinder	keine	101	40.4
	1	62	24.8
	≥ 2	87	34.8

Fortsetzung Tabelle 5.1

Schulbildung	Hauptschulabschluß ja	229	91.6
	Hauptschulabschluß nein	21	8.4
Schuljahre	9 oder weniger	146	58.4
	10 - 12	93	37.2
	≥ 13	11	4.4
Berufstätigkeit[a] in den 12 Monaten	arbeitslos $\geq$ 12 Monate	98	39.2
	1 - 6 Monate berufstätig	33	13.2
	7 - 11 Monate berufstätig	31	12.4
	berufstätig >= 12 Monate	88	35.2
aktuelle Berufstätigkeit	berufstätig	102	40.8
	arbeitslos	148	59.2

[a] in den 12 Monaten vor der stationären Aufnahme

Drittel (33.2%) aller Probanden handelte es sich um eine sonographisch gesicherte Fettleber. Es folgten neurologische Erkrankungen bei 18.0% und darunter alkoholtoxische Polyneuropathien bei 8.8% der Patienten. Kardiovaskuläre Erkrankungen wurden bei 19.8% gefunden, am häufigsten eine Hypertonie (11.2%).

Tabelle 5.2: Somatische Diagnosen (diagnostische Gruppen nach ICD-9)

Diagnosen		n=250	100%
Lebererkrankungen		109	43.6
	alk. Fettleber[a]	83	33.2
	Leberzirrhose[a]	6	2.4
	alk. Hepatitis	2	0.8
Neurologie		45	18.0
	Polyneuropathie	22	8.8
Hypertonus		28	11.2
Kardiologie/Angiologie		20	8.0
Rheumatische Erkrankungen		15	6.0
Frakturen/Verletzungen		15	6.0
Pneumologie		14	5.6
Dermatologie		11	4.4
Malignome		7	2.8
Infektionen		6	2.4
Übrige		10	4.0

[a] sonographisch gesichert

6. Ergebnisse

Im ersten Teil werden die epidemiologischen Ergebnisse dargestellt (Abschnitt 6.1. bis 6.3.). Die psychiatrischen Störungen werden zunächst getrennt von den Persönlichkeitsstörungen behandelt (6.1. und 6.2.) und ihr Zusammenhang im Abschnitt 6.3. beschrieben. Im zweiten Teil werden die Ergebnisse zum Zusammenhang von psychischen Störungen und Abhängigkeitsverlauf dargestellt (Abschnitt 6.4. und 6.5.). Die Tabellen sind entsprechend den Unterabschnitten benannt und dann fortlaufend numeriert (z.B. 6.1.1.1).
Die Diagnose der Alkoholabhängigkeit wurde durch ein vierstufiges Verfahren abgesichert. Neben der klinischen Aufnahmediagnose und der Studiendiagnose durch die Untersucher mußten die Patienten im CIDI-Interview oder in den Dokumentationsstandards die ICD-10-Kriterien erfüllen.

6.1. Psychiatrische Komorbidität

6.1.1. Prävalenz psychiatrischer Störungen - CIDI-Untersuchung

Von den 250 mittels Composite International Diagnostic Interview (CIDI) untersuchten Patienten erhielten 109 (43.6%) eine psychiatrische ICD-10-Diagnose bezogen auf die Lebenszeitprävalenz und 93 (37.2%) eine Aktualdiagnose (Tab. 6.1.1.1). Maximal sieben Diagnosen wurden vergeben. Bei 41 Patienten (16.4%) waren es drei und mehr Lebenszeitdiagnosen, bei 36 (14.4%) waren es drei und mehr Aktualdiagnosen. Die externe Komorbiditätsrate als Maß für die durchschnittliche Anzahl von Diagnosen aus verschiedenen diagnostischen Gruppen (pro Patient für alle Patienten mit ≥ 1 Diagnose) ergab 2.6 für die Lebenszeit- und Sechsmonatsprävalenz. Die Lebenszeitprävalenzraten für die spezifischen Diagnosen zeigen, daß erwartungsgemäß affektive (21.0%) und Angststörungen (28.0%) die häufigsten diagnostischen Gruppen darstellen (Tab. 6.1.1.2). Innerhalb der affektiven Störungen sind die depressiven Episoden, die rezidivierenden depressiven Störungen und die Dysthymia mit ca. 10% annähernd gleich häufig repräsentiert, während eine bipolare Störung nur bei zwei Patienten gefunden wurde. Unter den Angststörungen dagegen besteht eine ungleiche Verteilung: Die mit Abstand häufigste diagnostische Gruppe stellen die Phobien dar (24%) und darunter wiederum die spezifischen Phobien (17%) vor den sozialen (8.8%) und den Agoraphobien (4.8%). Andere Angststörungen waren dagegen selten (zusammen 7.6%).

Tabelle 6.1.1.1. Die Anzahl komorbider CIDI-Diagnosen nach ICD-10 (n=250)

Anzahl komorbider Diagnosen	Lebenszeitprävalenz		Sechsmonatsprävalenz	
	n	%	n	%
keine	141	56.4	157	62.8
1	21	8.4	20	8.0
2	47	18.8	37	14.8
3	17	6.8	18	7.2
4	10	4.0	5	2.0
5	8	3.2	9	3.2
6	5	2.0	3	1.2
7	1	0.4	1	0.4
≥ 1 Diagnose	109	43.6	93	37.2
MW SD		2.6 1.4		2.6 1.4

Ergebnisse 49

Während unter den affektiven Störungen die interne Komorbidität mit einer Rate von 1.4 eher gering ist, ist sie bei den Angststörungen mit 2.2 ausgeprägter. 96 der 109 (88.1%) Patienten mit einer psychiatrischen Lebenszeitdiagnose wiesen eine affektive oder Angststörung auf, darunter wiederum 25 (26.0%) nur eine affektive und 43 (44.8%) nur eine Angststörung. Bei 28 Patienten (29.2%) bestanden Störungen aus beiden Bereichen. Andere diagnostischen Gruppen sind bei der vorliegenden Stichprobe bis auf die somatoformen Störungen (6.8%) selten, d.h. die Lebenszeitprävalenzrate liegt deutlich unter 5%. Die Patienten mit psychoorganischen, schizophrenen, dissoziativen und somatoformen Störungen wiesen folgende externe Komorbidität mit affektiven und Angststörungen auf:

	Psychoorg. St. - F 0 n=8	Schizophrene St. - F2 n=6	Dissoziative St. - F 44 n=10	Somatoforme St. - F 45 n=17
F 3 - Affektive St. (%)	25.0	66.7	50.0	64.7
F 4 - Angstst. (%)	37.5	83.3	50.0	58.8
Keine von beiden (%)	50.0	16.7	30.0	17.6

Die daraus ableitbare Tatsache, daß der weit überwiegende Teil der Patienten mit diese selteneren Störungen auch eine affektive oder Angststörung aufwies, unterstreicht deren Dominanz unter Alkoholabhängigen.

Tabelle 6.1.1.2: Spezifische CIDI-Diagnosen nach ICD-10 (n=250)

		Lebenszeit-Prävalenz			Sechsmonats-Prävalenz		
Diagnosen		n	%	OR[a]	n	%	OR[a]
≥ 1 Diagnose		109	43.6	1.41	93	37.2	3.02
F 0	Psychoorgan. Störung	8	3.2	-	8	3.2	-
F 2	Schizophrene Störung	6	2.4	2.93	5	2.0	-
	F 20 Schizophrenie	4	1.6	-	3	1.2	-

Fortsetzung Tabelle 6.1.1.2

F 25	Schizoaffektive Störung	2	0.8	-	2	0.8	-
F 3	Affektive Störung	53	21.0	1.46	42	17.0	2.24
F 31	Bipolare affektive St.	2	0.8	3.89	1	0.4	1.94
F 32	Depressive Episode	22	8.8		17	6.8	
F 33	Rezid. depressive St.	21	8.4	1.65	17	6.8	3.65
F 34.1	Dysthymia	28	11.0	2.80	19	7.6	1.82
F 4	Angststörung	71	28.0	2.09	60	24.0	3.40
F 40	Phobien	60	24.0	-	53	21.0	-
F 40.0	Agoraphobie	12	4.8	0.77	12	4.8	1.23
F 40.1	Soziale Phobie	22	8.8		19	7.6	
F 40.2	Spezifische Phobie	42	17.0	2.74	36	14.0	4.58
F 41	Andere Angststörung	19	7.6	-	14	5.6	-
F 41.0	Panikstörung	5	2.0	0.68	3	1.2	0.97
F 41.1	Generalisierte Angstst.	10	4.0	-	7	2.8	-
F 41.X	Übrige Angststörung	5	2.0	-	4	1.6	-
F 42	Zwangsstörung	4	1.6	0.64	4	1.6	0.77
F 44	Dissoziative Störung	10	4.0	-	5	2.0	-
F 45	Somatoforme Störung	17	6.8	6.95	11	4.4	4.42
F 50	Anorexie (F50.0)	1	0.4	-	0	0	-

[a]OR=Odds Ratio bezogen auf die Prävalenzangaben bei Wittchen et al. (1992)

Die Aktualprävalenz der spezifischen Diagnosen (Tab.6.1.1.2) ergibt ein analoges Bild der diagnostischen Verteilung auf einem nur leicht niedrigeren Gesamtniveau (s.o.). Auch die internen Komorbiditätsraten sind mit 1.3 für die affektiven und 2.2 für die Angststörungen fast identisch.

Das übliche Maß, um das Risiko des Auftretens einer psychiatrischen Komorbidität (CIDI-Diagnose) bei gegebenem Alkoholismus gegenüber der Prävalenz in der Allgemeinbevölkerung abzuschätzen, ist die Odds Ratio (OR). Ein Wert von 1 gibt dabei ein unverändertes Risiko an, ein Wert über 1 ein erhöhtes Risiko und vice versa. Ein Wert zwischen 1 und 2 beschreibt ein gering erhöhtes Risiko, ein Wert zwischen 2 und 4 ein mäßig erhöhtes und ein Wert über 4 ein stark erhöhtes Risiko (Angst, 1994). Die OR wurden in Bezug auf die (ungewichteten Daten der) Bevölkerungsuntersuchung von Wittchen et al.(1992) berechnet. Diese Untersuchung wurde aus meheren Gründen ausgewählt: 1.Es handelt sich um eine repräsentative Studie, die die Verhältnisse in einer großstädtischen deutschen Bevölkerung in den 80er Jahren widergibt. 2. Psychiatrische Diagnosen wurden standardisert (DIS) erhoben und nach DSM-III verschlüsselt. 3. Neben den Lebenszeitprävalenzraten wurden analog der vorliegenden Untersuchung auch Halbjahresprävalenzraten angegeben. Die Ergebnisse in Tab. 6.1.1.1 zeigen, daß das Lebenszeitrisiko für eine zusätzliche psychiatrische Erkrankung bei den untersuchten Alkoholikern nur leicht gegenüber der Allgemeinbevölkerung erhöht war (OR=1.4). Deutlicher erhöht war es für die Dysthymia (OR=2.8), die sozialen und spezifischen Phobien (OR=2.7) und für die somatoformen Störungen (OR=7.0). In 14 von 16 Fällen handelte es sich um anhaltende somatoforme Schmerzstörungen. Wegen der geringen Fallzahlen müssen die hohen Raten für die schizophrenen und bipolaren Störungen zurückhaltend betrachtet werden.

Interessanterweise ist das Risiko einer zusätzlichen *aktuellen* Störung unter der den Alkoholabhängigen wesentlich höher (OR=3.0) als das Lebenszeitrisiko. Dies gilt allerdings nicht für die Dysthymia (OR=1.8) und die somatoformen Störungen (OR=4.4): Hier war das aktuelle Risiko geringer als das Lebenszeitrisiko.
Für die Lebenszeitprävalenzraten wurden der Zusammenhang mit soziodemographischen Merkmalen analysiert. Dabei wurden zum Vergleich die 104 Patienten herangezogen, die weder eine psychiatrische Diagnose (CIDI-Interview) noch eine Persönlichkeitsstörung (IPDE-Interview) aufwiesen (siehe Kap. 6.2 und 6.3.). Das Geschlecht zeigt bis auf eine Ausnahme (Andere Angststörungen, F41) keinen Zusammenhang mit der Prävalenz (Tab. 6.1.1.3, Anhang), wohl aber das Alter: Die Gesamtgruppe der Alkoholabhängigen mit einer zusätzlichen psychischen Störung war durchschnittlich um 4.1 Jahre jünger als diejenigen ohne Komorbidität. Dieser Unterschied ist aber ausschließlich auf die affektiven und insbesondere auf die Angststörungen zurückzuführen und dort auch in fast allen ausreichend besetzten spezifisch-diagnostischen Gruppen nachweisbar (Tab. 6.1.1.3, Anhang). Die Patienten mit psychiatrischen Störungen waren überdies signifikant seltener verheiratet (41.3% vs 55.8%) und doppelt so häufig ledig (30.3% vs 14.4%) wie Patienten ohne Doppeldiagnose. Lediglich der Anteil der getrennt/geschieden

Lebenden war in beiden Gruppen vergleichbar. Die komorbiden Patienten waren signifikant seltener (mindestens sechs Monate im Verlauf des Jahres vor Aufnahme) berufstätig (42.2% vs 55.8%). Die genauere Analyse zeigt, daß Patienten mit Phobien mit 36.7% besonders selten berufstätig waren (Tab. 6.1.1.4 im Anhang). Eine gewisse Sonderstellung nehmen die 8 Patienten mit psychoorganischen Störungen ein, von denen 6 verheiratet waren. Sie waren bis auf einen Fall weniger als sechs Monate im Verlauf des letzten Jahres vor der Untersuchung berufstätig.

6.1.2. Primärer und sekundärer Alkoholismus – CIDI-Untersuchung

Die Frage, ob ein primärer oder sekundärer Alkoholismus vorliegt, hängt entscheidend von dem Zeitpunkt ab, der als Beginn der Abhängigkeit operationalisiert wird. Frühere Untersuchungen haben diesen Gesichtspunkt entweder gar nicht problematisiert oder sind entsprechend der Vorgaben des Instrumentes (zumeist des Diagnostic Interview Schedule) vorgegangen. Damit war mit Beginn des Alkoholismus das Alter definiert, in dem gravierende somatische oder psychosoziale Folgen des überhöhten Konsums bereits aufgetreten sind, also häufig bereits das Vollbild der Erkrankung besteht. Damit ging man allerdings von einem statischen Krankheitskonzept aus und ließ unberücksichtigt, daß der Beginn des pathologischen Konsumverhaltens bereits den Beginn der Abhängigkeitsentwicklung darstellt. Falls eine andere psychiatrische Störung bereits vorher besteht und der Alkohol entsprechend der Selbstmedikationshypothese tatsächlich zur Milderung unerträglicher Symptome eingesetzt wird, ist eine Steigerung des Alkoholkonsums ab diesem Zeitpunkt zu erwarten.

Im CIDI-Interview wird ein Mittelweg eingeschlagen, in dem das Alter bei Beginn der ersten Symptome der Abhängigkeit erfragt wird (31.6 ± 10.7 Jahre). Das Alter bei Beginn des vermehrten Trinkens wurde im Rahmen der Katamnesestandards (siehe Abschnitt 6.4.) zwar nur ein halbes Jahr früher angegeben (30.9 ± 10.4 Jahre, T=1.30, ns), es wird aber aber hier als Kriterium eingeführt, um eine Überschätzung des sekundären Alkoholismus zu vermeiden.

Auf diese Weise ergibt die Auswertung bei 29.6% aller Patienten mit einer zusätzlichen psychiatrischen Diagnose einen primären und bei 66.7% einen sekundären Alkoholismus. Bei 3.7% lag der Beginn beider Störungen im gleichen Jahr (Tab. 6.1.2.1.).

Bezogen auf einzelne Diagnosengruppen ergeben sich allerdings erhebliche Unterschiede in der Verteilung. Bei allen Patienten mit psychoorganischen Störungen hatte sich der Alkoholismus erwartungsgemäß primär entwickelt. Für die affektiven Störungen einschließlich der diagnostischen Subklassen ergibt sich dagegen ein ausgeglichenes Verhältnis mit 42.3% gegenüber 44.2%. Angststörungen waren wiederum nur zu einem Viertel nach dem Alkoholismus aufgetreten (25.4%), bei 70.4% der Betroffenen dagegen als primäre Störung mit sekundärem Alkoholismus. Dieses Ergebnis ist auf die sozialen und spezifischen Phobien zurückzuführen, alle anderen Angststörungen waren ungefähr gleich häufig primär und sekundär. Die

Tabelle 6.1.2.1: Primärer und sekundärer Alkoholismus und Beginn im gleichen Jahr: Als Kriterium für den Cut-off gilt das Jahr des vermehrten Trinkens

Diagnosen	Alter bei Beginn der kom. Störung MW SD	prim. Alkoholismus %	Beginn im gleichen Jahr %	sek. Alkoholismus %
Alle Diagnosen n=104	- -	29.6	3.7	66.7
F 0 Psychoorgan. Störung n=8	- -	100.0	-	-
F 2 Schizophrene Störung n=6	25.7 13.8	16.7	16.7	66.7
F 3 Affektive Störung n=52	- -	42.3	13.5	44.2
F 31 Bipolare affekt. Störung n=2	- -	50.0	-	50.0
F 32 Depressive Episode n=22	32.7 11.8	50.0	18.2	31.8
F 33 Rez. depressive Störung n=20	26.3 12.4	35.0	10.0	55.0
F 34.1 Dysthymia n=28	30.3 10.9	50.0	7.1	42.9
F 4 Angststörung n=71	- -	25.4	4.2	70.4
F 40 Phobie n=60	- -	20.0	5.0	75.0
F 40.0 Agoraphobie n=12	26.8 14.2	41.7	16.7	41.7
F 40.1 Soziale Phobie n=22	16.1 12.1	22.7	-	77.3
F 40.2 Spezifische Phobie n=42	16.3 11.6	16.7	4.8	78.6
F 41 Andere Angststörung n=19	- -	52.6	5.3	42.1

Fortsetzung Tabelle 6.1.2.1

F 41.0 Panikstörung n=5	23.6	13.5	40.0	-	60.0
F 41.1 General. Angstst. n=10	34.0	8.6	60.0	10.0	30.0
F 41.X Übrige Angstst. n=5	-	-	40.0	-	60.0
F 42 Zwangsstörung n=4	-	-	50.0	-	50.0
F 44 Dissoziative Störung n=10	28.1	15.5	20.0	10.0	70.0
F 45 Somatoforme Störung n=17	23.0	12.4	29.4	-	70.6
F 50 Anorexie (F50.1) n=1	-	-	-	-	100.0

dissoziativen und somatoformen Störungen traten ebenfalls überwiegend primär auf. Die hohe externe Komorbidität zwischen diesen Störungen und den depressiven und Angsterkrankungen ist ein wesentlicher Grund für den hohen Anteil sekundärer Alkoholiker bezogen auf die Gesamtprävalenz (s.o.).

Die Angaben zum mittleren Alter bei Beginn der spezifischen Störungen zeigen, daß die überwiegend primären psychiatrischen Störungen im Mittel in recht frühem Alter aufgetreten waren. Insbesondere gilt dies für die sozialen und spezifischen Phobien mit einem Alter von 16.1 und 16.3 Jahren.

Hinsichtlich des Geschlechterverhältnisses von primärem und sekundärem Alkoholismus ergab sich kein signifikanter Unterschied (alle CHI^2 ns, Tab. 6.1.2.2. im Anhang), insbesondere nicht bei den affektiven Störungen. Auch das mittlere Alter in den Gruppen war ausgeglichen.

6.1.3. Prävalenz psychischer Störungen - Klinische Untersuchung

Die Kliniker diagnostizierten bei 46.4% der Patienten eine psychiatrische Störung (Lebenszeitprävalenz) und mit 43.6% kaum seltener eine aktuelle Störung (Tab.6.1.3.1). Die Übereinstimmung zwischen CIDI- und klinischer Diagnose war mit einem zufallskorrigierten Kappa von 0.38 bzw. 0.27 schlecht.

Allerdings sind muß berücksichtigt werden, daß die Kliniker auch auf die diagnostische Kategorie der Reaktionen und Anpassungsstörungen auf psychosoziale Belastungen (F 43) zurückgreifen konnten, die im CIDI nicht berücksichtigt wird.

Bei vorgegeben maximal drei Diagnosen pro Patient wurden im Mittel 1.4 bzw. 1.3 Diagnosen vergeben. Es zeigt sich, daß die Diagnostiker nur bei neun (3.6%) bzw. vier (1.6%, aktuelle Prävalenz) Patienten die Möglichkeit in Anspruch nahmen, eine dritte Diagnose zu vergeben, während dies im CIDI-Interview bei 16.4% bzw. 14.4% wesentlich häufiger der Fall war.
Die Verteilung der spezifischen Diagnosen (Lebenszeitprävalenz) in Tab. 6.1.3.2 zeigt wie in der CIDI-Untersuchung eine besondere Häufung der affektiven Störungen (20.4%) mit einem aber vergleichsweise gringen Anteil von rezidivierenden depressiven Störungen (2.8%). Geringer ist die Rate der Angststörungen (10.4%). Dieser Befund geht auf die seltener diagnostizierten Phobien (6.4%) zurück. Dagegen wurden die Reaktionen auf schwere Lebensereignisse (5.2%) und die Anpassungsstörugen (13.2%, zusammen18.4%) häufig diagnostiziert.

Tabelle 6.1.3.1: Anzahl klinischer Diagnosen pro Patient (maximal drei möglich) (n=250)

Anzahl komorbider Diagnosen	Lebenszeitprävalenz		Sechsmonatsprävalenz	
	n	%	n	%
keine	134	53.6	141	56.4
1	82	32.8	81	32.4
2	25	10.0	24	9.6
3	9	3.6	4	1.6
Patienten ≥ 1 Diagnose	116	46.4	109	43.6
MW SD		1.37 0.63		1.29 0.53

Alle anderen Diagnosen wurden selten vergeben, die Schizophrenie sogar nur bei zwei Patienten (0.8%). Die psychoorganischen Störungen (4.0%) wurden im Gegensatz zum CIDI näher spezifiziert als organische emotional instabile Störungen (F 07) in neun von zehn Fällen. Ähnlich wie in der CIDI-Untersuchung zeigt die Verteilung der spezifischen Aktualdiagnosen keine Besonderheit gegenüber den Lebenszeitdiagnosen.

56 Ergebnisse

Tabelle. 6.1.3.2: Spezifische klinische Diagnosen nach ICD-10 (n=250)

Diagnosen			Lebenszeit-Prävalenz		Sechsmonats-Prävalenz	
			n	%	n	%
F 0		Psychoorgan. Störungen	10	4.0	9	3.6
	F06.6	Organ. emotional instabile Störung	1	0.4	1	0.4
	F07	Organische Persönlichkeitsstörung	9	3.6	8	3.2
F 2		Schizophrene Störungen	2	0.8	2	0.8
	F 20	Schizophrenie	1	0.4	1	0.4
	F 22	Wahnhafte Störung	1	0.4	1	0.4
	F 25	Schizoaffektive Störung	0	0.0	0	0.0
F 3		Affektive Störungen	51	20.4	43	17.2
	F 31	Bipolare affekt. Störungen	3	1.2	3	1.2
	F 32	Depressive Episoden	15	6.0	11	4.4
	F 33	Rez. depressive Störungen	7	2.8	6	2.4
	F 34.1	Dysthymia	25	10.0	22	8.8
F 4		Angststörungen	26	10.4	22	8.8
	F 40	Phobien	16	6.4	14	5.6
	F 40.0	Agoraphobie	5	2.0	5	2.0

Fortsetzung Tabelle 6.1.3.2

F 40.1	Soziale Phobie	5	2.0	5	2.0
F 40.2	Spezifische Phobie	6	2.4	4	1.6
F 40.8	Sonstige Phobie	1	0.4	1	0.4
F 41	Andere Angststörungen	12	4.8	9	3.6
F 41.0	Panikstörung	6	2.4	4	1.6
F 41.1	General. Angststörung	2	0.8	1	0.4
F 41.X	Übrige Angststörungen	4	1.6	4	1.6
F 42	Zwangsstörungen	0	0.0	0	0.0
F 43	Reaktionen u. Anpassungsstörungen	46	18.4	40	16.0
F 43.0	Akute Belastungsreaktion	13	5.2	13	5.2
F 43.2	Anpassungsstörung	33	13.2	27	10.8
F 44	Dissoziative Störungen	3	1.2	1	0.4
F 45	Somatoforme Störungen	3	1.2	2	0.8
F 48	Sonstige neurot. Störung	1	0.4	0	0.0
F 50	Anorexie (F50.1)	2	0.8	1	0.4

Der zeitliche Zusammenhang zwischen dem Beginn des Alkoholismus und der zusätzlichen Störungen wurde über alle diagnostischen Gruppen folgendermaßen von den Interviewern beurteilt: Bei 46 Patienten (39.7%) war der Alkoholismus demnach die primäre Störung und bei 44 (37.9%) die sekundäre.
Bei 26 Patienten (22.4%) waren beide Störungen innerhalb eines Jahres aufgetreten, bei fünf von ihnen (4.3%) meinten die Diagnostiker dennoch, sich auf einen sekundären Alkoholismus festlegen zu können.

6.2. Persönlichkeitsstörungen

Die Auswertung des (International) Personality Disorder Examination (IPDE) führte bei 84 Patienten (33.6%) zu der Diagnose einer Persönlichkeitsstörung (PS). Zur einen Hälfte handelte es sich um eine sichere (17.6%) und zur anderen Hälfte um eine wahrscheinliche Diagnose (16.0%) (Tab.6.2.1). Wahrscheinliche Diagnosen waren zwar nicht insgesamt aber auf der Ebene der einzelnen Störungen und Cluster häufiger als die definitiven Diagnosen (Tab. 6.2.2).

22 Patienten (8.8%) erhielten zwei und neun Patienten (3.6%) drei Diagnosen (Tab.6.2.2). Die externe Komorbiditätsrate bezogen auf alle PS beträgt 1.4, die interne Komorbiditätsrate innerhalb der drei Cluster 1.2 (A und B) bzw. 1.3 (C).

13 Patienten (5.3%) erfüllten die Kriterien einer (sicheren oder wahrscheinlichen) Cluster-A-Diagnose, darunter waren 11 Patienten (5.2%) mit einer schizoiden Persönlichkeitsstörung (Definition der Cluster im Literaturteil, Kap. 2.2.2.). Unter den 19 Patienten mit einer einer Cluster-B-Störung waren erwartungsgemäß die Antisozialen und Borderline-Persönlichkeitsstörungen am häufigsten (ASP: 4.4%, BPS: 3.2%). Unter den 19 Patienten mit Cluster-C-Diagnosen überwogen die selbstunsicheren PS mit 5.2%. Passiv-aggressive, sadistische oder selbstschädigende PS wurden in keinem Fall diagnostiziert.

In DSM-III-R werden unspezifische oder gemischte PS als nicht näher bezeichnete PS (NNB) beschrieben und können nur diagnostiziert werden, wenn keine spezifische PS vorliegt. Die Auswertungsanweisungen des IPDE sehen allerdings vor, daß nicht diese näher bezeichneten PS auch dann diagnostiziert werden können, wenn eine "nur" wahrscheinliche spezifische PS vorliegt. Dies würde in der vorliegenden Untersuchung bei 64 Patienten (25.6%) zu einer unspezifischen PS und damit zu einer erheblichen diagnostischen Überschneidung führen. Daher wurde diese Diagnose (NNB) nur vergeben, wenn keine wahrscheinliche *oder* sichere spezifische PS vorlag und die geforderte Anzahl Items (n=15) positiv geratet worden waren (Kriterium voll erfüllt). Bei der Betrachtung der Diagnosen fällt denoch auf, daß die unspezifischen Persönlichkeitsstörungen 42 mal und damit ebenso häufig vergeben wurden wie alle spezifischen Diagnosen zusammen.

Tabelle 6.2.1: Spezifische Persönlichkeitsstörungen nach DSM-III-R[a] (PS), n= 250

Diagnosen		sicher		wahr-scheinl.		beides		OR[b]
		n	%	n	%	n	%	
≥ 1 PS		44	17.6	40	16.0	84	33.6	3.56
keine PS		-	-	-	-	166	66.4	-
Spezifische PS		-	-	-	-	42	16.8	-
Cluster	A	3	1.2	10	4.0	13	5.2	13.89
301.00	Paranoide PS	0	0	3	1.2	3	1.2	-
301.20	Schizoide PS	2	0.8	9	3.6	11	4.3	35.03
301.22	Schizotype PS	2	0.8	0	0	2	0.8	2.04
Cluster	B	9	3.6	10	4.0	19	7.6	0.87
301.70	Antisoziale PS	5	2.0	6	2.4	11	4.4	1.71
301.83	Borderline PS	3	1.2	5	2.0	8	3.2	3.12
301.50	Histrionische PS	1	0.4	1	0.4	2	0.8	0.12
301.81	Narzißtische PS	1	0.4	0	0	1	0.4	-
Cluster	C	6	2.4	13	5.2	19	7.6	2.01
301.82	Selbstunsichere PS	3	1.2	10	4.0	13	5.2	-
301.60	Abhängige PS	3	1.2	3	1.2	6	2.4	3.72
301.40	Zwanghafte PS	1	0.4	1	0.4	2	0.8	0.27
301.84	Passiv-aggress. PS	0	0	0	0	0	0	-
301.90	PS - NNB[c]	15	6.0	27	10.8	42	16.8	-

[a] PDE bei 169 (67.6%), IPDE bei 81(32.4%) der Patienten
[b] Odds Ratio bezogen auf die ungewichteten Daten der repräsentativen Bevölkerungsuntersuchung von Samuels et al. (1994)
[c] NNB= nicht näher bezeichnet

60 Ergebnisse

Daher wurde durch eine zusätzliche Modifikation der Auswertungsanweisungen geprüft, wie häufig unspezifische PS in eine spezifische PS umgewandelt werden, wenn die diagnostische Schwelle gesenkt wird: Dazu wurde eine spezifische PS bereits vergeben, wenn der Summenscore aller zu dieser Diagnose gehörenden Items die Höhe erreichte, die für eine wahrscheinliche Diagnose von den Autoren vorgegeben war (Beispiel: Für die wahrscheinliche Diagnose einer Paranoiden PS müssen drei Kriterien voll erfüllt [=2] sein; der entsprechende Summenscore beträgt 3 x 2 = 6, unabhängig davon, ob die Kriterien teiweise [=1] oder vollständig [=2] erfüllt sind). Ein solches Vorgehen würde bei 24 von 42 Patienten (57.1%) mit unspezifischen PS zu einer spezifischen Diagnose führen.

Das relative Risiko der Alkoholabhängigen für die Diagnose einer PS wurde bezogen auf die ungewichteten Daten der repräsentativen Bevölkerungsuntersuchung von Samuels et al. (1994) berechnet. In dieser Studie wurden DSM-III-Diagnosen der Achse II nach einem strukturierten Interview vergeben (Nestadt et al., 1992).

Die Odds Ratios in Tab. 6.2.1 zeigen, daß das Risiko einer wahrscheinlichen oder sicheren Diagnose in der untersuchten Stichprobe um das 3.6fache höher lag als in der Allgemeinbevölkerung. Bezogen auf die Cluster- und spezifischen Diagnosen ergaben sich allerdings erhebliche Abweichungen. So war das Risiko für eine Schizoide PS sogar um das 35-fache erhöht, während es für die Histrionischen und Zwangaften PS erheblich niediger war (OR=0.1 bzw. OR=0.3). Da die unspezifischen PS in der Bevölkerungsuntersuchung nicht angegeben waren, können hierzu keine Aussagen gemacht werden.

Der Analyse des Zusammenhangs von Prävalenzraten und soziodemographischen Merkmalen (Tab. 6.2.3 und 6.2.4) zeigt, daß männliche Patienten nur bezogen auf das Merkmal Persönlichkeitsstörung ja/nein (84.5% vs 72.1%) und Cluster-A-Diagnose (100%) signifikant häufiger vertreten waren. Alter und Familienstand spielen dagegen eine wesentlich wichtigere Rolle: Die positiv diagnostizierten Patienten waren bis auf die Patienten mit Cluster-C-Diagnosen erheblich jünger, waren seltener verheiratet und häufiger ledig als Patienten ohne Persönlichkeitsstörung. Die Cluster-B-Patienten wichen am stärksten hinsichtlich dieser Merkmale ab, während die Patienten mit unspezifischen Störungen eine Mittelstellung einnahmen. Nur 39.3% der Patienten mit PS waren innerhalb des letzten Jahres zumindest ein halbes Jahr berufstätig gewesen gegenüber 55.8% der Patienten ohne zusätzliche Diagnose (Tab.6.2.4). Dieser Unterschied geht überwiegend auf die Cluster-A- und Cluster-B-Patienten zurück, die in diesem Zeitraum nur zu 23.1% bzw 31.6% berufstätig waren, während die Cluster-C-Patienten und solche mit unspezifischen Störungen nicht signifikant von der Vergleichsgruppe abwichen.

Tabelle 6.2.2: Anzahl von Persönlichkeitsstörungen pro Patient und Komorbidität innerhalb der Cluster[a] (n=250)

Anzahl Diagnosen pro Patient		sicher		wahrscheinlich		beides	
		n	%	n	%	n	%
	keine PS	-	-	-	-	166	66.4
	1 PS	39	15.6	40	16.0	53	21..2
	2 PS	2	0.8	16	6.4	22	8.8
	≥ 3 PS	2	0.8	3	1.2	9	3.6
Cluster A	1 PS	2	0.8	10	4.0	11	4.4
	2 PS	1	0.4	1	0.4	1	0.4
	≥ 3 PS	0	0	0	0	1	0.4
Cluster B	1 PS	8	3.2	12	4.8	16	6.4
	2 PS	1	0.4	0	0	3	1.2
	≥ 3 PS	0	0	0	0	0	0
Cluster C	1 PS	4	1.6	14	5.6	16	6.4
	2 PS	1	0.4	1	0.4	3	1.2
	≥ 3 PS	0	0	0	0	0	0

[a] jeweils 3 Patienten weisen Störungen der Cluster A und B bzw. A und C auf, n=4 weisen eine Störung der Cluster B und C auf

Tabelle 6.2.3: Soziodemographische Variablen und Persönlichkeitsstörungen (IPDE): Geschlecht und Alter, n=250

Diagnosen	Geschlecht (%)			Alter (Jahre)			
	m	CHI^2 df=1	Sign.	MW	SD	z^a	Sign.
≥ 1 PS n=84	84.5			38.7	9.2		
keine Diagnose[b] n=104	72.1	4.12	.04	44.2	8.7	4.14	.0001
Cluster A n=13	100.0	4.82	.03	38.8	8.8	1.95	.05
Cluster B n=19	89.5	2.57	ns	34.1	6.8	4.46	.0001
Cluster C n=19	73.2	0.02	ns	40.7	8.7	1.49	ns
PS - NNB[c] n=42	83.3	2.03	ns	39.2	9.9	3.04	.002

[a] Mann-Whitney U-Test
[b] Patienten ohne psychiatrische Komorbidität und ohne Persönlichkeitsstörungen
[c] NNB= nich näher bezeichnet

Tabelle 6.2.4: Soziodemographische Variablen und Persönlichkeitsstörungen (IPDE): Familienstand und Berufstätigkeit in den letzten 12 Monaten, n=250

Diagnosen	Familienstand[a] (%)					Berufstätig > 6 Monate (%)		
	verh.	getr.	led.	CHI^2 df=2	Sign.	ja	CHI^2 df=1	Sign.
≥ 1 PS n=84	29.8	27.4	42.9			39.3		
keine Diagnose[b] n=104	55.8	29.8	14.4	21.06	.0001	55.8	5.05	.02
Cluster A n=13	7.7	38.5	16.5	15.13	.001	23.1	4.95	.03
Cluster B n=19	10.5	21.1	68.4	27.75	.0001	31.6	3.77	.05
Cluster C n=19	47.4	21.1	31.6	3.41	ns	42.1	1.21	ns
PS - NNB[c] n=42	33.3	31.0	35.7	9.67	.008	42.9	2.00	ns

[a] verh.= verheiratet der mit Partner zusammenlebend, getr.= getrennt, geschieden, verwitwet, led.= ledig
[b] Patienten ohne psychiatrische Komorbidität und ohne Persönlichkeitsstörungen
[c] NNB= nicht näher bezeichnet

6.3. Psychiatrische Komorbidität und Persönlichkeitsstörungen

6.3.1. Zusammenhang und relatives Risiko

(CIDI-Lebenszeitprävalenz) und Persönlichkeitsstörungen (IPDE-Diagnosen) überprüft werden. Die Prävalenzraten für die vier denkbaren Kombinationen stellen sich folgendermaßen dar:

CIDI-Diagnose	+	-	+	-
IPDE-Diagnose	-	+	+	-
Prävalenz n	62	37	47	104
Prävalenz %	24.8	14.8	18.8	41.6

Den 104 Patienten ohne eine Diagnose stehen 146 Patienten (58.4%) gegenüber, die eine Diagnose erhielten. Dabei ist der Anteil der Patienten am geringsten, bei denen ausschließlich eine Persönlichkeitsstörung (PS) diagnostiziert wurde. 37.3% der Patienten ohne PS waren im CIDI-Interview positiv, 45.0% der Patienten mit einer wahrscheinlichen PS und mit deutlichem Abstand 65.9% derjenigen mit einer definitiven PS (CHI^2=11.57, df=2, P=.003). Auch bezogen auf die Anzahl der Diagnosen bestätigt sich der Unterschied: Patienten ohne PS erhielten im Mittel 0.9 $\pm$ 1.4 CIDI-Diagnosen, Patienten mit wahrscheinlicher PS 1.3 $\pm$ 1.6 und solche mit einer definitiven PS 1.9 $\pm$ 1.9 (Kruskal-Wallis-Test: CHI^2=11.93, df=2, P=.001).

Das Risiko einer zusätzlichen psychiatrischen Störung (CIDI-Lebenszeitdiagnose) bei gegebener PS versus nicht vorhandener PS wurde als Odds Ratio berechnet. Die Ergebnisse einschließlich der 95%-Vertrauensbereiche sind in den Tab. 6.3.1 bis 6.3.3. widergegeben: Für das Kriterium einer PS (ja/nein) ergibt sich lediglich ein leicht bis mäßig erhöhtes Risiko einer zusätzlichen psychiatrischen Störung (OR=2.1). Am höchsten ist die Odds Ratio für die affektiven Störungen (2.3) und hier insbesondere für die Dysthymia (3.6) und unter den Angststörungen (1.7) für die sozialen Phobien (3.2). Praktisch unverändert ist es für die dissoziativen (1.3), somatoformen Störungen (1.1) sowie für die klinisch diagnostizierten Reaktionen und Anpassungsstörungen (0.7).

Tabelle 6.3.1.1: Das Risiko psychiatrischer Komorbidität (Lebenszeitprävalenz) in Abhängigkeit von der Diagnose einer Persönlichkeitsstörung (n=250)

Psychiatrische Störung (CIDI)	Persönlichkeitsstörung (IPDE)			
	nein (n=166) %	ja (n=84) %	Odds Ratio	95% Konfidenz-intervall
Keine Diagnose	62.7	44.0		
≥ 1 Diagnose	37.3	56.0	2.1	1.3 - 3.6
F0 Psychoorganische Störung	3.6	2.4	0.7	0.1 - 2.5
F2 Schizophrene Störung	1.8	3.6	2.0	0.4 - 10.2
F3 Affektive Störung	16.8	31.0	2.3	1.2 - 4.3
F32 Depressive Episode	6.6	13.1	2.1	0.9 - 5.1
F33 Rez. depressive Störung	6.6	11.9	1.9	0.8 - 4.7
F34.1 Dysthymia	6.6	20.2	3.6	1.6 - 8.0
F4 Angststörung	24.7	35.7	1.7	1.0 - 3.0
F40 Phobie	19.3	33.3	2.1	1.2 - 3.8
F40.0 Agoraphobie	4.2	6.0	1.4	0.4 - 4.7
F40.1 Soziale Phobie	5.4	15.5	3.2	1.3 - 7.8
F40.2 Spezifische Phobie	13.9	22.6	1.8	0.9 - 3.6
F41 Andere Angststörung	6.6	9.5	1.5	0.6 - 3.8
F44 Dissoziative Störung	3.6	4.8	1.3	0.4 - 4.9
F45 Somatoforme Störung	6.6	7.1	1.1	0.4 - 3.0
KLINIKER-DIAGNOSE: F43 Reaktionen, Anpassungsstörungen	19.9	15.5	0.7	0.4 - 1.5

Tabelle 6.3.1.2: Das Risiko psychiatrische Komorbidität (Lebenszeitprävalenz) in Abhängigkeit von Persönlichkeitsstörungen der Cluster A und B (n=250)

Psychiatrische Störung (CIDI)	Persönlichkeitsstörung (IPDE)			
	Cluster A (n=13)		Cluster B (n=19)	
	%	Odds Ratio 95% Konf.[a]	%	Odds Ratio 95% Konf.[a]
Keine Diagnose	30.8	-	31.6	-
≥ 1 Diagnose	69.2	**3.1** 0.9 - 10.3	68.4	**3.0** 1.1 - 8.3
F0 Psychoorgan. Störung	0	-	0	-
F2 Schizophrene Störung	7.7	**3.9** 0.4 - 35.7	15.8	**14.3** 2.7 - 76.4
F3 Affektive Störung	38.5	**2.5** 0.8 - 7.9	36.8	**2.3** 0.6-7.8
F32 Depressive Episode	15.4	**2.0** 0.4 - 9.5	15.8	**2.1** 0.6 - 7.8
F33 Rez. depressive Störung	15.4	**2.1** 0.4 - 10.1	5.3	**0.6** 0.1 - 4.6
F34.1 Dysthymia	15.4	**1.5** 0.3 - 7.0	26.3	**3.2** 1.1 - 9.8
F4 Angststörung	46.2	**2.3** 0.7 - 7.0	42.1	**1.9** 0.7 - 5.0
F40 Phobie	46.2	**2.9** 0.9 - 9.0	36.8	**2.0** 0.7 - 5.2
F40.0 Agoraphobie	0.0	-	5.3	**1.1** 0.1 - 9.1

Fortsetzung Tabelle 6.3.1.2

F40.2 Spezifische Phobie	46.2	**4.8** 1.5 -15.1	26.3	1.9 0.6 - 5.5
F41 Andere Angststörung	7.7	1.0 0.1 - 8.2	15.8	**2.5**[b] 0.7 - 9.6
F44 Dissoziative Störung	7.7	**2.1** 0.3 -18.1	10.5	3.3 0.6 -16.7
F45 Somatoforme Störung	0.0	-	5.3	0.7 0.1 - 6.0
KLINIKER-DIAGNOSE: F43 Reaktionen, Anpassungsstörungen	7.7	0.4 0.1 - 2.8	10.5	0.5 0.1 - 2.2

[a] 95% Konfidenzintervall   [b] davon Panikstörung 5.3% (OR=3.2 [0.3-29.7])

Eine gesonderte Auswertung für die drei Cluster und die Gruppe der unspezifischen PS zeigt, daß dieses Muster nur bei der letzteren ähnlich ist. Bei diesen Patienten ist lediglich ein höheres Risiko für die Dysthymia zu beobachten (3.3). Die Patienten mit spezifischen PS-Diagnosen der Cluster A und B zeigen dagegen ein vergleichsweise höheres Risiko, an einer zusätzlichen psychiatrischen Störung zu erkranken (3.1 und 3.0). Cluster-A-Patienten erhielten insbesondere häufiger die Diagnose einer spezifischen Phobie (4.8) und einer Schizophrenie (3.9 bei sehr kleiner Fallzahl), dagegen seltener die Klinikerdiagnose einer Reaktion oder Anpassungsstörung (0.4). Bei Cluster-B-Patienten war das Risiko einer Schizophrenie (14.3 bei sehr kleiner Fallzahl), einer Dysthymia (3.2), einer dissoziativen Störung (3.3) und einer Panikstörung (3.2) erhöht. Die Cluster-C-Patienten waren durch ein erhöhtes Risiko für Phobien (3.2) und hier besonders die sozialen Phobien (4.5) gekennzeichnet.

Diese Auswertungen beziehen sich auf die gesamte Stichprobe, also auch auf die Patienten ohne eine Diagnose. Daher soll geprüft werden, ob Patienten mit PS und psychiatrischer Diagnose (+/+) eine höhere Anzahl von CIDI-Diagnosen erreichen als Patienten, die im CIDI positiv waren, aber keine PS aufwiesen (+/-). Tatsächlich zeigt sich aber, daß die Verhältnisse hier anders liegen: Patienten ohne PS wiesen im Mittel mehr Diagnosen auf (2.4 $\pm$ 1.4) als Patienten mit einer wahrscheinlichen (PS 1.3 $\pm$ 1.6) oder mit einer definitiven PS (1.9 $\pm$ 1.9; Kruskal-Wallis-Test: CHI^2=15.45, df=2, p=.0004).

Tabelle 6.3.1.3: Das Risisko psychiatrische Komorbidität (Lebenszeitprävalenz) in Abhängigkeit von Persönlichkeitsstörungen des Clusters C und der unspezifischen Persönlichkeitsstörungen (n=250)

	Persönlichkeitsstörung (IPDE)			
	Cluster C (n=19)		Unspez. (n=42)	
Psychiatrische Störung (CIDI)	%	Odds Ratio 95% Konf.[a]	%	Odds Ratio 95% Konf.[a]
Keine Diagnose	42.1	-	47.6	-
≥ 1 Diagnose	57.9	1.9 0.7 - 4.8	52.4	1.5 0.8 - 3.0
F0 Psychoorganische Störung	0	-	4.8	1.7 0.3 - 8.6
F2 Schizophrene Störung	5.3	2.5 0.3 - 22.7	0	-
F3 Affektive Störung	36.8	2.3 0.9 - 6.3	28.6	1.6 0.8 - 3.5
F32 Depressive Episode	15.8	2.1 0.6 - 7.8	14.3	2.0 0.7 - 5.5
F33 Rez. depressive Störung	10.5	1.3 0.3 - 6.1	11.9	1.6 0.6 - 4.7
F34.1 Dysthymia	21.1	2.3 0.7 - 7.5	23.8	3.3 1.4 - 7.8
F4 Angststörung	47.4	2.5 1.0 - 6.3	33.3	1.3 0.7 - 2.7
F40 Phobie	47.4	3.2 1.2 - 8.2	31.0	1.5 0.7 - 3.2

Fortsetzung Tabelle 6.3.1.3

F40.0 Agoraphobie	10.5	2.6 0.5 - 12.8	4.8	1.0 0.2 - 4.7
F40.1 Soziale Phobie	26.3	**4.5** 1.5 - 14.0	16.7	**2.6** 1.0 - 6.8
F40.2 Spezifische Phobie	26.3	1.9 0.6 - 5.5	19.0	1.2 0.5 - 2.8
F41 Andere Angststörung	15.8	**2.5**[b] 0.7 - 9.6	7.1	0.9 0.3 - 3.3
F44 Dissoziative Störung	5.3	1.4 0.2 - 11.4	4.8	1.3 0.3 - 6.1
F45 Somatoforme Störung	5.3	0.7 0.1 - 6.0	9.5	1.6 0.5 - 5.1
KLINIKER-DIAGNOSE: F43 Reaktionen, Anpassungsstörungen	26.3	1.7 0.6 - 4.9	11.9	0.6 0.2 - 1.5

[a] 95% Konfidenzintervall
[b] davon Panikstörung bei 5.3% (OR=3.2 [0.3 - 29.7])

Zuletzt soll noch untersucht werden, wie hoch die Lebenszeitprävalenz psychiatrischer Störungen (CIDI) ist, wenn die Patienten mit PS nicht berücksichtigt werden. Die Ergebnisse in Tab.6.3.4 zeigen, daß die Prävalenz dann immer noch 37.3% gegenüber 43.6% beträgt. Die Prävalenz der größten diagnostischen Gruppen ist dagegen nur noch etwa halb so groß, für die affektiven Störungen beträgt sie 10.8% (versus 21.0%), für die Angststörungen 16.4% (versus 28.0%).

70 Ergebnisse

Tabelle 6.3.1.4: Lebenszeitprävalenz psychiatrischer Komorbidität (CIDI) bei Patienten mit und ohne Persönlichkeitsstörung (IPDE)

Diagnosen		alle Patienten n=250		ohne IPDE-Diagnose n=166	
		n	%	n	%
≥ 1 Diagnose		109	43.6	62	37.3
F 0	Psychoorgan. Störungen	8	3.2	6	3.6
F 2	Schizophrene Störungen	6	2.4	5	3.0
F 3	Affektive Störungen	53	21.0	27	16.3
F 31	Bipolare affekt. Störungen	2	0.8	1	0.6
F 32	Depressive Episoden	22	8.8	11	6.6
F 33	Rez. depressive Störungen	21	8.4	11	6.6
F 34.1	Dysthymia	28	11.0	11	6.6
F 4	Angststörungen	71	28.0	41	24.7
F 40	Phobien	60	24.0	32	19.3
F 40.0	Agoraphobie	12	4.8	7	4.2
F 40.1	Soziale Phobie	22	8.8	9	5.4
F 40.2	Spezifische Phobie	42	17.0	23	13.9
F 41	Andere Angststörungen	19	7.6	11	6.6
F 41.0	Panikstörung	5	2.0	2	1.2
F 41.1	Generalisierte Angstst.	10	4.0	6	3.6
F 41.X	Übrige Angststörungen	5	2.0	4	2.4
F 42	Zwangsstörungen	4	1.6	1	0.6
F 44	Dissoziative Störungen	10	4.0	6	3.6
F 45	Somatoforme Störungen	17	6.8	11	6.6
F 50	Anorexie (F50.1)	1	0.4	1	0.6

6.3.2. Suizidalität

Als wichtiges Merkmal zur Beschreibung der psychiatrischen Komorbidität wurden Daten zur Suizidanamnese ausgewertet: Demnach hatten 73 Patienten (29.2%) mindestens einen Suizidversuch zum Zeitpunkt der Indexuntersuchung hinter sich, 25 von ihnen (10.0%) zwei oder mehrere. Suizidversuche wurden von männlichen (27.6%) und weiblichen Patienten (33.3%) ähnlich häufig berichtet (CHI^2=0.79, ns), die betroffenen Patienten waren aber jünger (39.5 ± 9.5 Jahre) als diejenigen ohne entsprechende Vorgeschichte (43.0 ± 8.9 Jahre, Z=2.68, p<.01).

Unter den vier diagnostischen Hauptgruppen war die Suizidversuchsrate wie folgt verteilt:

Tabelle 6.3.2.1: Suizidversuche in der Vorgeschichte bei den diagnostischen Hauptgruppen

	CIDI + n=62 %	IPDE + n=37 %	beide ++ n=47 %	keine -- n=104 %	CHI^2 df=3	p
alle n=250	43.5	18.9	59.6	10.6	46.49	.0001
Odds Ratio 95% Konf.	6.5 (2.9 -14.5)	2.0 (0.7 - 5.5)	12.5 (5.3 -29.3)			
m n=177	37.1	18.8	59.0	10.7	32.81	.0001
w n=73	51.9	20.0	62.5	10.3	14.53	.002

Demnach berichteten 10.6% der akoholabhängigen Patienten ohne Komorbiditätsdiagnose über einen Suizidversuch in der Vorgeschichte. Diese Rate steigt unter den Patienten mit einer Persönlichkeitsstörung auf das Doppelte an, bei Vorliegen einer CIDI-Diagnose steigert sie sich auf über das Vierfache. Patienten mit Diagnosen aus beiden Bereichen hatten sogar zu ca. 59.6% einen oder mehrere Suizidversuche hinter sich, sie stellen somit eine Hochrisikogruppe dar.
Wegen der hohen externen Komorbidität von affektiven und Angststörungen (Kap. 6.1.2.) wurden die Patienten zunächst in drei Gruppen eingeteilt und mit Patienten ohne Diagnose verglichen: Patienten mit affektiven Störungen, mit Angststörungen und solche mit Diagnosen aus beiden diagnostischen Klassen (Tab. 6.3.2.1). Die Ergebnisse zeigen eine fast gleich hohe Lebenszeitprävalenzprävalenz beider diagnostischer Gruppen (44.0% und 44.2%), verbunden mit einem deutlich erhöhten Risiko eines Suizidversuchs (OR=6.6 bzw. OR= 6.7). Unter den Patienten mit Angststörungen wiesen nur diejenigen mit Agoraphobien eine wesentlich niedrigere Rate auf (25.0%), unter den Depressionsdiagnosen ergaben sich keine wesentlichen Unterschiede.
Bei Vorliegen von affektiver und Angststörung war das Suizidversuchsrisiko

72 Ergebnisse

nochmals erheblich höher (OR=17.9): Zwei Drittel dieser Patienten (67.9%) hatten bereits einen oder mehrere Suizidversuche hinter sich.
Bei der Auswertung für die Patienten mit spezifischen Persönlichkeitsstörungen wurden diejenigen ausgeschlossen, die Diagnosen in zwei Clustern erhalten hatten: Cluster-A-Patienten wiesen (bei kleiner Fallzahl) kein erhöhtes Risiko eines Suizidversuchs auf. Bei den drei anderen Gruppen war es dagegen mäßig bis stark erhöht im Vergleich zu Patienten ohne Diagnose (Tab.6.3.2.2).

Tabelle 6.3.2.2: Suizidversuche in der Vorgeschichte bei diagnostischen Subgruppen

Lebenszeitdiagnosen	n	Präv. %	CHI^2	p	OR^a	95%-Konf.
Psychiatrische Störungen (CIDI)						
nur affekt. Störung	25	44.0	15.92	<.0003	6.6	2.4 - 18.2
nur Angststörung	43	44.2	21.16	<.0001	6.7	2.8 - 15.9
beide	28	67.9	41.22	<.0001	17.9	6.5 - 49.0
Persönlichkeitsstörungen (IPDE)						
nur Cluster A	8	12.5	0.03	ns	1.2	0.1 - 10.8
nur Cluster B	13	30.8	4.21	.06	3.8	1.0 - 14.3
nur Cluster C	13	38.5	7.61	.02	5.3	1.5 - 19.0
unspezifische PS	42	42.9	19.58	<.0001	6.3	2.6 - 15.2

[a] im Vergleich mit Patienten ohne Diagnose

6.4. Abhängigkeitsverlauf - Retrospektive Untersuchung

6.4.1. Gesamtstichprobe

Die Daten zur Erfassung des Abhängigkeitsverlaufs basieren auf Selbstaussagen der Patienten, die sie im Rahmen der Katamnesestandards und des Trinkphaseninterviews nach Skinner machten (Kap. 4.2.). Tab. 6.4.1.1 zeigt zunächst das mittlere Alter in verschiedenen Stadien, beginnend vom ersten Konsum über die Abhängigkeitsentwicklung selbst und die ersten Behandlungen. Während vom ersten Konsum über den ersten Rausch nach 3 Jahren etwa 10 Jahre bis zum Beginn des regelmäßigen Konsums vergingen, folgte der Beginn des vermehrten Trinkens bereits nach weiteren 5.5 Jahren. Zu diesem Zeitpunkt waren die Patienten im Mittel fast 30 Jahre alt. Nur ein halbes Jahr später beschreiben sie retrospektiv selbst bereits einen Mißbrauch. Weitere zwei Jahre später hatte sich ein abhängiges Konsummuster entwickelt, dem erst nach einem weiteren Jahr die ersten Entzugsymptome folgten. 139 Patienten (63.6%) hatten sich erstmals wenige Monate darauf um eine alkoholbezogene Hilfe bemüht, die nicht eine Entzugsbehandlung betraf. Bei den 203 Patienten (81.2%), die sich bereits früher einer Entgiftungsbehandlung unterzogen hatten, lag diese im Mittel bei 38.2 Jahren, also etwas über zwei Jahre nach dem Auftreten der ersten Entzugserscheinungen. Während der aktuellen Behandlung waren sie im Mittel 42.1 Jahre alt. Die durchschnittliche Dauer vom vermehrten Konsum bis zur Indexuntersuchung betrug 11.1 ± 8.3 Jahre.

Die Anzahl von Trinkphasen mit retrospektiv von den Probanden beschriebenen Besonderheiten des alkoholbezogenen Verhaltens lag im Mittel bei 8.9, sie dauerten durchschnittlich 4.5 Jahre. Das Konsumverhalten vor der aktuellen Behandlung zeigt, daß die Patienten nach eigenen Angaben noch 5 Wochen der letzten 6 Monate abstinent waren, der mittlere tägliche Konsum im letzten halben Jahr betrug 223g reinen Alkohols. In dem letzten Monat vor Aufnahme hatten die Patienten an 23.1 Tagen getrunken.

Um die Struktur der Verlaufsdaten transparenter zu machen, wurde eine explorative Faktorenanalyse (Hauptkomponentenanalyse) mit den Variablen berechnet, zu denen mehr als 80% der Probanden Angaben machen konnten (Tab. 6.4.1.1). Unter Beachtung der Kriterien (Eigenwert ≥ 1, aufgeklärter Varianzanteil $\geq 5\%$) wurden 5 Faktoren ermittelt, die zusammen 77.3% der Gesamtvarianz aufklären Tab. 6.4.1.2. Die höchsten Ladungen jeder Variablen auf die jeweiligen Faktoren sind in Tab. 6.4.1.1 aufgeführt. Die 5 Faktoren weisen darauf hin, daß die gewählten Variablen tatsächlich verschiedene Aspekte des Abhängigkeitsverlaufs abbilden: Faktor 1 beschreibt die Altersangaben bei erstmaligem Auftreten der verschiedenen Stadien der Abhängigkeitsentwicklung, Faktor 2 die Dauer des Verlaufs, Faktor 3 das Alter bei erstem Konsum und erstem Rausch, Faktor 4 das Konsummuster vor

Aufnahme und Faktor 5 die Trinkphasen. Die Faktorwerte wurden z-transformiert und können damit bei einem standardisierten Mittelwert von 0 und einer Standardabweichung von 1 negative und positive Werte für eine geringere bzw. höhere Ausprägung des Merkmals annehmen (Tab. 6.4.1.2). Für die in den nächsten Ergebniskapiteln folgende Überprüfung des Zusammenhangs zwischen Komorbidität und Abhängigkeitsverlauf wird auf die Originalvariablen zurückgegriffen, die am höchsten auf die jeweiligen Faktoren laden. Sie sind leichter zu interpretieren als die abstrakten Faktorscores.

Zur Klärung des Schweregrades der Alkoholabhängigkeit wurden drei Summenscores gebildet, die eine grobe Schätzung des Ausmaßes bisheriger
- Entzugssymptome,
- somatischer Folgeschäden und
- negativer sozialer Folgen

ermöglichen (Tab. 6.4.1.4 bis 6.4.1.6 im Anhang). Der Entzugsscore und der Score zu den sozialen Folgen bezieht sich auf die Items des CIDI-Interviews (Sektion I). Die somatischen Folgeschäden wurden mittels eines selbst entworfenen Anamnesebogens gesondert abgefragt und beziehen sich auf direkte und indirekte Folgen der chronischen Alkoholintoxikation (gastrointestionale, vegetativ und peripher polyneuropathische, kardiovaskuläre und traumatische Störungen).

Die Überprüfung auf den Zusammenhang mit soziodemographischen Merkmalen ergibt keinen Einfluß des Geschlechts auf die bisher berichteten Variablen zum Trinkverlauf und Schwere des Alkoholismus (Tab.6.4.1.3). Dagegen ist das aktuelle Alter eng mit dem Alter bei Erreichen der Stadien der Abhängigkeitsentwicklung assoziiert ($r=.87$, $p=.0001$): Ein früher Beginn des Konsums war verknüpft mit einer frühen Abhängigkeitsentwicklung, einer frühen Behandlung und einem niedrigeren Alter bei der aktuellen Aufnahme. Der Zusammenhang mit der Dauer des Verlaufs seit Beginn des vermehrten Trinkens und mit dem Ausmaß der negativen sozialen Folgen ist dagegen sehr gering, wenn auch statistisch signifikant (aufgeklärte Varianz $< 0.1\%$).

Tabelle 6.4.1.1: Abhängigkeitsverlauf der Gesamtstichprobe (retrospektiv), n=250

Merkmal	n[a]	MW	SD	Faktor (Ladungen)
Alter bei				
1. Konsum	248	15.7	3.1	3 (.83)
1. Rausch	234	18.6	5.1	3 (.79)
1. regelmäßiger Konsum	245	25.4	9.6	1 (.58)
1. vermehrtem Konsum	247	30.9	10.4	1 (.80)
1. mißbräuchl. Konsummuster	244	31.6	10.5	1 (.83)
1. morgendlichem Konsum	188	32.7	11.0	-
1. heimlichen Konsum	104	34.1	13.1	-
1. abhängigem Konsummuster	236	35.0	10.0	1 (.87)
1. Entzugssymptomen	139	36.0	10.1	-
1. alkoholbezogener Hilfe	159	36.2	9.7	-
1. Entzugsbehandlung	203	38.2	9.6	1 (.78)
Aktuelles Alter	250	42.1	9.2	-
Dauer vermehrtes Trinken bis zur aktuellen Aufnahme (J.)	247	11.1	8.3	2 (-.95)
Anzahl Trinkphasen	239	8.9	3.9	5 (.95)
Mittlere Dauer T. (Jahre)	239	4.5	2.2	5 (.71) 4 (.55)
Abstinenz letzte 6 Monate (Wochen)	245	5.2	6.8	4 (.83)
Konsum letzte 6 Monate g reiner Alkohol/Tag	245	223.2	155.9	1 (.54)
Trinktage letzte 30 Tage (Anzahl)	244	23.1	9.0	4 (.86)

[a] Angaben nur, soweit die Patienten sich sicher erinnern konnten bzw. das Merkmal aufgetreten war (z.B. Behandlungen)

Tab. 6.4.1.2: Faktorenanalyse der Variablen zum Abhängigkeitsverlauf (Haupt- komponentenanalyse mit Varimaxrotation, Kayser-Meyer-Olkin-Test als Maß für die Angemessenheit der Stichprobe: 0.77; aufgeklärte Gesamtvarianz: 77.3%)

Faktor	Eigen-wert	Varianz (%)	Min. Werte[a]	Max. Werte[a]
1: Stadien des Verlaufs (Alter)	4.9	37.7	-2.7	+2.9
2: Dauer des Verlaufs (Jahre)	1.7	13.3	-3.3	+1.8
3: 1. Konsum, 1. Rausch (Alter)	1.3	10.3	-2.9	+3.2
4: Konsum vor Aufnahme (g)	1.1	8.6	-1.3	+3.2
5: Trinkphasen (Anzahl, Dauer)	1.0	7.5	-4.5	+3.7

[a] z-transformierte Werte mit einem MW=0 und SD=1, positive Werte geben eine höhere, negative Werte eine geringere Ausprägung des Merkmals wider

Tabelle 6.4.1.3: Bisheriger Abhängigkeitsverlauf und soziodemographische Merkmale: Geschlecht und Alter

	männl MW SD	weibl. MW SD	Mann-Whitney z	p	Alter r^b	p
Faktoren						
1: Stadien des Verlaufs (Alter)	-0.1 1.1	.22 .98	2.31	.02	.87	.0001
2: Dauer des Verlaufs (Jahre)	-0.1 1.1	.15 .08	.98	ns	-.23	.0001
3: 1. Konsum, 1. Rausch (Alter)	-0.1 1.0	.12 1.0	1.19	ns	.11	ns
4: Konsum vor Aufnahme (Dauer)	-0.2 0.9	0.4 1.1	3.41	.001	-.05	ns
5: Trinkphasen (Anzahl, Dauer)	-0.1 1.0	0.2 1.0	1.61	ns	-.01	ns
Entzugssymptome, alle: 4.4[a] (0-10) 2.5	4.3 2.5	4.6 2.5	.99	ns	-.23	1
Somatische Folgeschäden 3.6[a] (0-32) 2.6	4.3 2.0	2.8 1.7	5.27	.0001	-.02	ns
Psychosoziale Folgen 3.9[a] (0-8) 2.0	3.8 2.7	3.1 2.1	1.68	ns	-.27	.0001

[a]Mittelwerte und Standardabweichungen für n=250
[b]Spearman's Rangkorrelationskoeffizient

6.4.2. Verlauf der diagnostischen Hauptgruppen

In diesem Abschnitt soll der Verlauf und die Schwere des Alkoholismus in Abhängigkeit von der Zugehörigkeit zu den vier großen diagnostischen Gruppen (Abschnitt 6.3.) mittels mehrfach gestufter Varianzanalyse untersucht werden. Die statistische Absicherung erfolgt mit dem Test nach Bonferroni. In Abb.1 wird deutlich, daß die Alkoholabhängigen ohne zusätzliche Diagnose (4) und diejenigen mit ausschließlicher CIDI-Diagnose (1) einen sehr ähnlichen Verlauf aufweisen. Dieser Verlauf unterscheidet sich deutlich von dem bei Patienten mit Persönlichkeitsstörung, sei es ohne (2) oder mit (3) zusätzlicher CIDI-Diagnose.

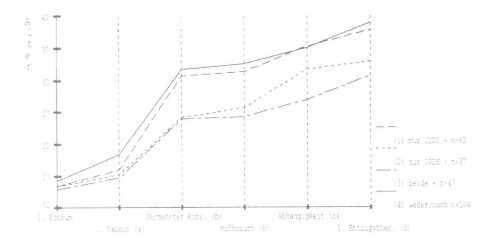

Abb. 1: Abhängigkeitsverlauf bei den diagnostischen Hauptgruppen

Zum Zeitpunkt des ersten Rausches sind die ausschließlich alkoholkranken Patienten um 2-3 Jahre und damit signifikant älter als alle anderen Gruppen. Mit Beginn der pathologischen Trinkentwicklung sind aber die beiden Patientengruppen mit Persönlichkeitsstörungen durchgängig jünger bei Erreichen der verschiedenen Stadien der Abhängigkeitsentwicklung und zum Zeitpunkt der ersten Entgiftungsbehandlung als die beiden Gruppen ohne PS.
Dieser Altersunterschied beträgt zum Zeitpunkt des Mißbrauchbeginns zwischen 5.6 und 8.1 Jahren (Mittelwerte und Standardabweichungen in Tab. 6.4.1.1. im An-

hang). Lediglich zum Zeitpunkt des Beginns der Abhängigkeit nähert sich die Kurve der Patienten mit einer PS (aber ohne CIDI-Diagnose) derjenigen der ausschließlich Alkoholabhängigen. Dies ist möglicherweise auf einen Subgruppeneffekt zurückzuführen und wird weiter unten untersucht.

Die Patienten mit PS und ohne CIDI-Diagnose weisen mit 15.3 Jahren einen erheblich längeren Verlauf vom Beginn des vermehrten Trinkens bis zur aktuellen Aufnahme auf als die drei anderen Patientengruppen (9.4 bis 10.4 Jahre; siehe Abb.2 und Tab. 6.4.2.1 im Anhang). Dies spricht umgekehrt dafür, daß das Vorlie-

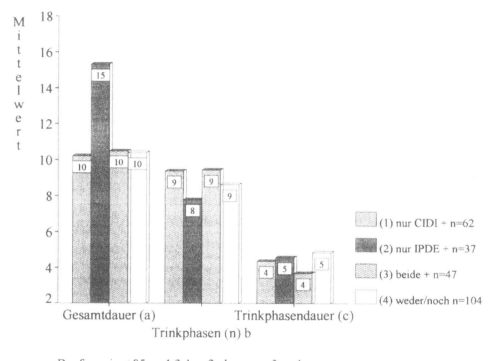

Abb. 2: Verlaufsdauer und Trinkphasen bei den diagnostischen Hauptgruppen

gen zusätzlicher psychischer Störungen auch Patienten mit PS zu einer früheren Entgiftungsbehandlung führen kann. Hinsichtlich der Anzahl der Trinkphasen und ihrer Dauer zeigen entgegen der Erwartung nur Patienten mit einer Diagnose aus beiden Bereichen eine im Mittel um 0.7 bis 1.1 Jahre kürzere Phasendauer (3.7 $\pm$ 1.7 Jahre) als die übrigen Patienten.

80 Ergebnisse

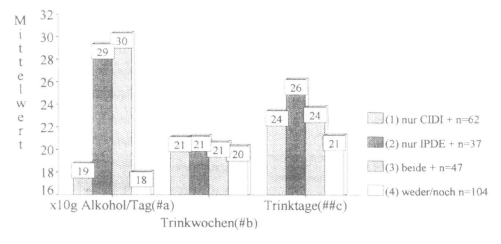

6 Monate ## 30 Tage vor Aufnahme
Bonferroni p<.05: a=1,4 vs 2,3; b=ns; c=2 vs 4

Abb. 3: Konsumverhalten vor Aufnahme bei den diagnostischen Hauptgruppen

Obwohl sich die vier Patientengruppen nicht wesentlich in ihrer Abstinenzzeit während der letzten 6 Monaten vor Aufnahme unterscheiden, liegt die durchschnittliche tägliche Trinkmenge bei beiden Gruppen mit Persönlichkeitsstörungen erheblich über derjenigen bei Patienten ohne oder ausschließlich mit einer CIDI-Diagnose (Abb.3, Tab. 6.4.2.1 im Anhang). Die Differenz beträgt zwischen 105 und 123 g reinen Alkohols /Tag. Das Trinkverhalten unmittelbar (in den letzten 30 Tagen) vor Aufnahme zeigt dagegen keinen gruppenbezogenen Unterschied (Anzahl Trinktage).

Dagegen weisen die Folgeschäden durch den Alkoholismus wiederum auf eine besondere Stellung der Patientengruppen mit Persönlichkeitsstörungen hin (Abb.4, Tab.6.4.2.1 im Anhang). Sie berichteten häufiger über Entzugssymptome und negative soziale Folgen. Somatische Folgeschäden waren besonders häufig unter den Patienten mit einer Persönlichkeits- und einer psychiatrischen Störung.

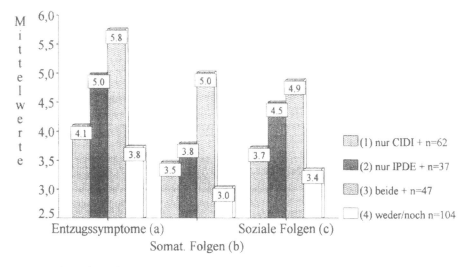

* Bonferroni p<.05: a=2,3 vs 4 /1 vs 3, b=1,4 vs 3, c=1,4 vs 3 /2 vs 4

Abb. 4: Folgen des Alkoholismus bei den diagnostischen Hauptgruppen

6.4.3. Verlauf bei Angst- und affektiven Störungen

Um Besonderheiten diagnostischer Subklassen psychiatrischer Störungen ohne Konfundierung mit den Persönlichkeitsstörungen untersuchen zu können, muß eine ausreichend hohe Prävalenz gegeben sein. Wie im Kapitel 6.3. gezeigt wurde, gilt dies in der vorliegenden Untersuchung nur für die affektiven (n=27) und Angststörungen (n=41). Wenn die für beide Störungen komorbiden Patienten ebenfalls ausgeschlossen werden, reduzieren sich die Teilstichproben weiter auf n=14 und n=28. Um die angestrebte methodische Klarheit zu erreichen, werden diese geringen Stichprobengrössen toleriert. Nach den oben genannten Befunden muß erwartet werden, daß sich die Patientengruppen mit rein affektiven (hier depressiven) oder Angststörungen weder untereinander noch von den Patienten ohne jede Diagnose hinsichtlich der Alkoholismus-Merkmale unterscheiden. Die Ergebnisse (Tab. 6.4.2.1) bestätigen diese Annahme, es lassen sich keine besonderen Unterschiede zwischen den Gruppen finden.

Tabelle 6.4.2.2: Bisheriger Abhängigkeitsverlauf bei Patienten mit affektiven und Angststörungen (Lebenszeitprävalenz) aber ohne Persönlichkeitsstörungen und Vergleich mit Patienten ohne Diagnose[a] (Gruppe 4 in Tab. 6.4.1.1)

Merkmal	(1) Affektive Störung n=14		(2) Angststörung n=28		Bonferroni $p<.05$
	MW	SD	MW	SD	
Alter bei					
1. Konsum	14.9	3.0	15.4	3.0	ns
1. Rausch	18.3	2.5	18.6	3.3	ns
1. vermehrtem Konsum	34.6	8.6	32.2	9.8	ns
1. mißbräuchl. Konsummuster	34.6	8.6	32.8	10.0	ns
1. abhängigem Konsummuster	38.0	8.1	36.2	8.6	ns
1. Entzugsbehandlung	41.6	8.3	38.0	8.8	ns
Dauer vermehrtes Trinken bis zur aktuellen Aufnahme (J.)	12.0	6.4	9.4	8.5	ns
Anzahl Trinkphasen	10.9	3.4	8.9	4.4	ns
Mittlere Dauer T. (Jahre)	3.9	1.1	4.5	2.2	ns
Abstinenz letzte 6 Monate (Wochen)	5.9	6.4	4.7	7.1	ns
Konsum letzte 6 Monate g reiner Alkohol/Tag	154	75	193	156	ns
Trinktage letzte 30 Tage (Anzahl)	23.1	8.7	23.8	9.0	ns

Fortsetzung Tabelle 6.4.2.2

Entzugssymptome (0-10)	4.6	2.4	3.3	2.4	ns
Somatische Folgen (0-32)	3.4	2.1	3.2	2.3	ns
Soziale Folgen (0-8)	3.7	2.2	3.6	1.9	ns

[a] Patienten ohne CIDI-Diagnose und ohne IPDE-Diagnose
[b] Mann-Whitney U-Test

6.4.4. Verlauf bei primären und sekundären Störungen

Ein Vergleich der Patienten mit primärer und sekundärer psychiatrischer Störung ergab keinen Hinweis auf bedeutsame Unterschiede von Abhängigkeitsverlauf und -schwere (alle Mann-Whitney U-Tests: ns). Auch eine Berechnung nur für die Patienten ohne zusätzliche Persönlichkeitsstörung bzw. für die Gruppen mit affektiven und Angststörungen ergaben keine anderen Ergebnisse.

6.4.5. Verlauf bei Persönlichkeitsstörungen

Ähnlich wie zuvor ergibt sich bei den Persönlichkeitsstörungen (PS) das Problem der kleinen Stichproben, wenn der Zusammenhang einzelner Cluster mit Merkmalen des Alkoholismus untersucht werden soll. Ein analoger Ausschluß derjenigen Patienten mit einer zusätzlichen CIDI-Diagnose ist allerdings nicht notwendig, da die Persönlichkeitsstörungen selbst offenbar den entscheidenden Faktor darstellen, wie im Kapitel 6.4.1. gezeigt wurde. Die Komorbidität zwischen den Clustern A, B und C ist aber so groß, daß eine ausreichende Stichprobengröße reiner Cluster-Patienten nicht verfügbar ist. Daher wurden die komorbiden Patienten hierarchisch in der Reihenfolge den Clustern A (n=13), B (n=16) und C (n=13) zugeteilt.

Das herausragendste Ergebnis des Gruppenvergleichs betrifft die Sonderstellung der Cluster-C-Patienten, also jener Patienten, die in dieser Untersuchung als selbstunsicher oder abhängig diagnostiziert wurden: Sie unterscheiden sich in keinem Alkoholismusmerkmal von der Gruppe der Patienten ohne Diagnose. Dagegen verweisen die Cluster-A, Cluster-B-Patienten und jene mit unspezifischen PS auf die Unterschiede, die oben für die Gesamtgruppe der Patienten mit PS beschrieben wurden. Bei den Cluster-A-Patienten handelt es sich in 11 von 13 Fällen um Patienten mit schizoiden PS. Sie zeichnen sich zwar auch durch einen frühen Abhängigkeitsverlauf aus, die jetzige Aufnahme zur stationären Entgiftung erfolgte aber durchschnittlich erst 17.5 Jahre nach dem Beginn des vermehrten Trinkens und

84 Ergebnisse

damit 3.5 bis 9.3 Jahre später als bei Patienten mit anderen PS und 7.2 Jahre später als bei Patienten ohne komorbide Diagnose. Möglicherweise hängt dies auch mit den vergleichsweise seltener berichteten Folgeschäden zusammen. Bei den Cluster-B-Patienten wurde überwiegend eine Antisoziale oder Borderline-PS diagnostiziert (Kap. 6.2.1).

Tabelle. 6.4.5.1: Bisheriger Abhängigkeitsverlauf bei Patienten mit spezifischen Persönlichkeitsstörungen der Cluster A bis C (1-3) und unspezifischen Persönlichkeitsstörungen (4) und Vergleich mit Patienten ohne Diagnose (5), siehe Tab. 6.1.3

Merkmal	Diagnose-Gruppen				Bonferroni-Test $p<.05$
	(1) Cluster A n=13	(2) Cluster B n=16	(3) Cluster C n=13	(4) unspez. n=42	
Alter bei					
1. Konsum	14.8* (3.7)	14.9 (2.8)	17.1 (2.9)	14.7 (2.6)	ns
1. Rausch	15.8 (2.6)	16.9 (2.7)	21.2 (5.8)	16.0 (2.0)	3,5 vs 4
1. vermehrtem Konsum	21.2 (6.0)	25.8 (7.1)	34.2 (9.0)	25.2 (9.2)	1,2,4 vs 5 1,4 vs 3
1. mißbräuchl. Konsummuster	22.5 (6.6)	26.6 (8.0)	34.7 (9.4)	26.1 (9.3)	1,2,4 vs 5 1 vs 3
1. abhängigem Konsummuster	28.1 (11.2)	27.6 (7.4)	37.4 (10.0)	31.3 (9.8)	1,2,4 vs 5
1. Entzugsbehandlung	34.7 (8.0)	29.5 (4.4)	38.2 (6.5)	33.4 (9.2)	2,4 vs 5

Fortsetzung Tabelle 6.4.5.1

Merkmal	Diagnose-Gruppen				Bonferroni-Test p<.05
	(1) Cluster A n=13	(2) Cluster B n=16	(3) Cluster C n=13	(4) unspez. n=42	
Dauer vermehrtes Trinken bis zur aktuellen Aufnahme (J.)	17.5 (11.1)	8.5 (4.3)	8.2 (4.8)	14.0 (9.6)	1 vs 2,3,5
Anzahl Trinkphasen	7.8 (1.8)	11.1 (4.7)	8.1 (2.8)	8.5 (3.8)	ns
Mittlere Dauer T. (Jahre)	4.2 (1.7)	3.0 (0.9)	4.4 (1.9)	4.3 (1.8)	ns
Abstinenz letzte 6 Monate (Wochen)	4.8 (7.1)	3.4 (4.6)	6.1 (7.6)	5.4 (7.6)	ns
Konsum letzte 6 Monate g reiner Alkohol/Tag	292 (103)	335 (201)	232 (186)	308 (98)	2,4 vs 5
Trinktage letzte 30 Tage (Anzahl)	23.9 (11.2)	27.2 (5.2)	22.2 (10.2)	25.2 (7.7)	ns
Entzugssymptome (0-10)	4.7 (2.5)	5.8 (2.6)	4.9 (1.9)	5.7 (2.0)	2,4 vs 5
Somatische Folgen (0-32)	4.7 (2.4)	3.8 (2.1)	3.4 (2.4)	5.0 (3.1)	4 vs 5
Soziale Folgen (0-8)	3.9 (1.6)	5.7 (2.4)	4.0 (1.9)	4.9 (1.7)	2,4 vs 5

[a] Patienten ohne CIDI-Diagnose und ohne IPDE-Diagnose
* angegeben sind MW und (SD)

Sie weisen neben einem besonders kurzen Abhängigkeitsverlauf, einer frühen ersten Entzugsbehandlung und besonders hohen Trinkmengen in den letzten 6 Monaten vor Aufnahme auch ein besonders hohes Ausmaß an Entzugssymptomen und negativen sozialen Folgen auf.

Der Schweregrad des Alkoholismus bei Patienten mit unspezifischen PS ähnelt diesen Charakteristika, der Verlauf vom vermehrten Trinken bis zur ersten Entzugsbehandlung (14.0 Jahre) und bis zur aktuellen Aufnahme ist aber länger. Cluster-B-Störungen und unspezifische PS sind mit dem ungünstigsten Verlauf assoziiert. Keine der Patientengruppen zeigt aber besondere Auffälligkeiten bezüglich der Trinkphasen und der Häufigkeit des Konsums sechs Monate und einen Monat vor Aufnahme gegenüber der Vergleichsgruppe ohne Diagnose.

6.4.6. Suizidalität und Verlauf

Wegen der besonderen klinischen Bedeutung und der hohen Prävalenz suizidaler Ereignisse bei Alkoholabhängigen soll in diesem Abschnitt untersucht werden, ob sich der Verlauf bei Patienten mit Suizidversuchen in der Vorgeschichte von demjenigen bei Patienten ohne entsprechende Anamnese unterscheidet. Dies ist tatsächlich der Fall, wie Tab. 6.4.2.1 zeigt. Die Patienten waren etwas jünger bei Erreichen der verschieden Stadien der Abhängigkeitsentwicklung, sie waren eine kürzere Zeitspanne vor Aufnahme abstinent gewesen, hatten aber erheblich mehr Alkohol pro Tag konsumiert. Auch Entzugssymptome und somatische Folgeschäden wurden von ihnen häufiger berichtet.

Jeder fünfte Betroffene (19.1%) hatten den (ersten) Suizidversuch mehr als ein Jahr vor dem Beginn des vermehrten Trinkens unternommen, ein Viertel in den drei Jahren um den Beginn des vermehrten Trinken herum (ein Jahr vorher bis ein Jahr nachher). Bei mehr als der Hälfte (57.4%) lag der Zeitpunkt des ersten Suizidversuch mehr als ein Jahr nach Beginn des vermehrten Konsums.

Tabelle 6.4.6.1: Bisheriger Abhängigkeitsverlauf bei Patienten mit und ohne Suizidversuch in der Vorgeschichte

Merkmal	Suizidversuch n=73		Kein Suizidversuch n=177		Z^a	p
	MW	SD	MW	SD		
Alter bei						
1. Konsum	15.0	3.6	15.9	2.8	2.19	.03
1. Rausch	17.7	4.6	19.0	5.3	1.96	.05
1. vermehrtem Konsum	28.5	9.8	31.8	10.5	2.32	.02
1. mißbräuchl. Konsummuster	29.2	9.8	32.6	0.7	2.20	.03
1. abhängigem Konsummuster	33.0	9.6	35.9	10.1	1.98	.05
1. Entzugsbehandlung	35.6	9.4	39.2	9.5	2.57	.01
Dauer vermehrtes Trinken bis zur aktuellen Aufnahme (J.)	11.0	8.0	11.2	8.4	0.06	ns
Anzahl Trinkphasen	9.1	3.7	8.6	3.9	0.79	ns
Mittlere Dauer T. (Jahre)	4.1	1.8	4.6	2.4	1.82	ns
Abstinenz letzte 6 Monate (Wochen)	4.3	6.5	5.6	6.9	2.00	.05
Konsum letzte 6 Monate g reiner Alkohol/Tag	288	171	197	142	4.53	.0001
Trinktage letzte 30 Tage (Anzahl)	22.7	9.5	23.3	8.8	0.25	ns
Entzugssymptome (0-10)	4.0	2.4	5.4	2.4	4.31	.0001
Somatische Folgen (0-32)	4.5	3.0	3.3	2.3	2.83	.005
Soziale Folgen (0-8)	4.3	2.1	3.8	2.0	1.89	ns

[a] Mann-Whitney U-Test

6.5. Abhängigkeitsverlauf - Prospektive Untersuchung

Zur katamnestischen Untersuchung I nach 6 Monaten konnten 62.8% der Indexprobanden erreicht werden, zum Katamnesenzeitpunkt II nach 12 Monaten 59.6% (Tab.6.5.1). Das Interview zur Katamnese I wurde bei 8.4% zum Zeitpunkt II nachgeholt, wenn die Patienten nur zum Zeitpunkt I nicht erreicht worden waren. Dem geringen Anteil offener Verweigerer (6.0% und 8.4) steht mehr als ein Viertel gegenüber (jeweils 28.4%), die nicht erreicht werden konnten. Diese Patienten kamen nicht zur Untersuchung bzw. waren zuhause trotz mehrfacher Terminabsprachen oder -vorschläge nicht anzutreffen, lehnten aber nicht offen ab. Von 149 Patienten (59.6% der Indexstichprobe) konnten die Daten zum Verlauf über 12 Monate nach der Entlassung ausgewertet werden.

Die Gruppe der nachuntersuchten Patienten unterschieden sich hinsichtlich des Geschlechts nicht von den nichterreichten (männlich: 73.2% vs 71.3%; $CHI^2=0.11$, df=1, ns), waren im Mittel aber etwas älter (43.2 $\pm$ 9.2 vs 40.7 $\pm$ 9.0 Jahre; Mann-Whitney z=2.03, p=.04).

Tabelle 6.5.1: Katamnesenstichproben (Angaben getrennt für beide Katamnesenuntersuchungen)

	Katamnese I (1.-6. Monat)		Katamnese II (7.-12. Monat)	
	n	%	n	%
Untersuchung durchgeführt	157	62.8	149	59.6%
verstorben	2	0.8	1	0.4
- davon Suizid	1	0.4	0	-
unbekannt verzogen	5	2.0	6	2.4
verweigert	15	6.0	21	8.4
nicht erreicht	71[a]	28.4	71	28.4

[a] davon 21 (8.4%) während Katamnese II nachgeholt

6.5.1. Gesamtstichprobe

Mehr als ein Drittel der nachuntersuchten Patienten (36.9%, Tab. 6.5.1.1) gab an, im gesamten Zwölfmonatszeitraum abstinent gelebt zu haben, 3 von ihnen hatten einen einmaligen Rückfall erlebt. Zwei Drittel berichteten über einen wechselhaften Verlauf und nur ein Patient gab an, die ganze Zeit über getrunken zu haben. Die Anzahl der Trinktage variierte erheblich, die Hälfte der Patienten hatte aber an weniger als 26 Tagen Alkohol konsumiert. Abb.5 zeigt, daß immerhin 44% der Katamnesenstichprobe weniger als 8 Tage getrunken hatte und nur 15% mehr als 6 Monate.

Tabelle 6.5.1.1: Verlauf der Gesamtstichprobe über 12 Monate (n=149) und getrennt nach Geschlecht

		Gesamt n=149	männl. n=109	weibl. n=40	CHI^{2a} df=2 Z^b	p
Konsumverhalten						
abstinent ohne Unterbrechung (%)		36.9	37.6	35.0	0.09^a	ns
- davon 1 Rückfall (1 Tag) (%)		2.0	2.8	-	-	-
wechselhafter Verlauf (%)		62.4	61.5	65.0	0.16^a	ns
Konsum ohne Unterbrechung (%)		0.7	0.9	-	-	-
Trinkphasen (n)	MW	1.6	1.6	1.8		
	SD	1.6	1.6	1.8		
	Median	1.0	1.0	1.5	0.30^b	ns
Trinktage (n)	MW	77.4	76.0	81.4		
	SD	104.0	102.2	110.0		
	Median	26.0	23.0	31.0	0.18^b	ns
g reiner Alkohol /Tag	MW	37.6	42.9	23.1		
	SD	62.3	69.5	32.1		
	Median	6.4	4.5	13.2	0.35^b	ns
Inanspruchnahmeverhalten (%)						
Ambulant (allgemein)		83.2	81.7	87.5	0.72^a	ns
Allgemeinarzt/Internist		65.1	65.1	65.0	0.00^a	ns
Nervenarzt/Psychologe		13.4	10.1	22.5	3.88^a	.05

Fortsetzung Tabelle 6.5.1.1

Ambulante Psychotherapie	26.2	22.0	37.5	3.63[a]	.06
Ambulant wg. Alkohol	73.8	72.5	77.5	0.38[a]	ns
Selbsthilfegruppe	49.7	49.5	50.0	0.00[a]	ns
Beratungsstelle	11.4	12.8	7.5	0.83[a]	ns
(Fach)Ambulanz	8.7	6.4	15.0	1.70[a]	ns
Sozialpsych./Soziale Dienste	0.7	0.9	-	-	-
Stationär wg. Alkohol	42.3	40.4	47.5	0.61[a]	ns
Entgiftung	34.2	33.0	37.5	0.26[a]	ns
Entwöhnung	15.5	16.5	12.5	0.36[a]	ns
Somat.Abt. (Folgen)	3.4	0.9	10.0	7.44[a]	.01

[a] CHI^2-Test
[b] Mann-Whitney U-Test

Tabelle 6.5.1.2: Verlauf der Katamnesenstichprobe über 12 Monate (n=149) in Abhängigkeit von Alter und Familienstand

		Alter MW (SD)	r^a Z^b Sign.	verh.	getr.	led.	CHI^{2c} df=2
Konsumverhalten							
abstinent ohne Unterbrechung		44.9 (9.1)	2.06^b	41.9%	39.5%	21.9%	4.02^c
wechselhafter Verlauf		41.8 (9.0)	.04	58.1%	60.5%	78.1%	ns
Trinkphasen (n)	MW SD Median	-	$-.19^a$ .02	1.8 1.7 1.0	1.2 1.4 1.0	1.9 1.6 2.0	Bonferroni ns
Trinktage (n)	MW SD Median	-	$-.16^a$ ns	82.6 97.6 23.9	92.9 119.4 18.0	99.5 119.9 35.0	Bonferroni ns
g reiner Alkohol /Tag	MW SD Median	-	$-.18^a$ .02	34.8 56.7 4.4	52.8 79.3 6.1	73.7 94.2 19.9	Bonferroni ns
Inanspruchnahmeverhalten							
Ambulant (allgemein) nein		42.7 (9.2) 44.2 (8.9)	0.65^b ns	82.5% 17.5%	88.4% 11.6%	78.1 21.9%	1.45^c ns
Ambulante Psychotherapie nein		39.0 (9.0) 44.4 (8.8)	3.05^b .002	24.3% 66.7%	18.6% 81.4%	40.6% 59.4%	4.86^c ns
Ambulant wg. Alkohol nein		42.3 (8.9) 44.9 (8.9)	1.51^b ns	66.2% 43.8%	86.0% 14.0%	75.0% 25.0%	5.56^c .06
Stationär wg. Alkohol nein		41.1 (9.2) 44.3 (8.9)	2.08^b .04	33.8% 76.2%	46.5% 63.5%	56.3% 43.7%	5.06^c ns

[a] Spearman's Rangkorrelationskoeffizient [b] Mann-Whitney U-Test [c] CHI^2-Test

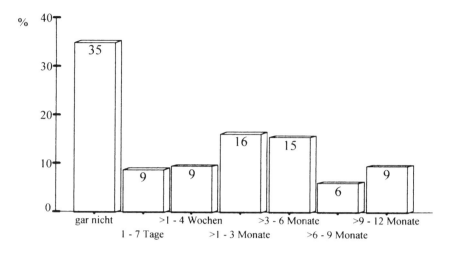

Abb. 5: Trinkdauer in den 12 Monaten nach Entlassung (n=149)

Im Mittel berichteten die Patienten über 1.6 Trinkphasen. Auf den gesamten Nachuntersuchungszeitraum bezogen hatten sie durchschnittlich 37.6g reinen Alkohol/Tag konsumiert. Im Vergleich zu dem halben Jahr vor der Aufnahme (223.2g/Tag) sind dies nur 16.8%!

Mehr als drei Viertel (83.2%) hatten in dem Jahr nach der Entlassung aus verschiedenen Gründen einen niedergelassenen Arzt oder Psychologen aufgesucht, überwiegend einen Allgemeinarzt oder Internisten (65.1%), seltener einen Nervenarzt/Psychiater oder Psychologen (13.4%). Zur weiteren ambulanten Behandlung des Alkoholismus hatten 73.8% gezielt eine Einrichtung aufgesucht, zur Häfte (49.7%) eine Selbsthilfegruppe, seltener dagegen eine Ambulanz (11.4%) oder Beratungsstelle (8.7%). Eine ambulante Psychotherapie nahmen ein Viertel der Patienten (26.4%) in Anspruch, überwiegend waren dies die Frauen (37.5% gegenüber 22.0%), sie suchten entsprechend häufiger auch Nervenärzte oder Psychologen auf (22.5% gegenüber 10.1%).

Mit 42.3% war die stationäre alkholbezogene Behandlungsquote der Patienten hoch. So unterzog sich ein Drittel (34.2%) mindestens einer erneuten stationären Entgiftungsbehandlung, 21 Patienten (14.1%) berichteten über zwei und mehr Entgiftungsbehandlungen. 15.5% der Patienten nahmen stationäre Entwöhnungsbehandlungen in Anspruch, 3.4% (Frauen 10.0%) begaben sich in Allgemeinkrankenhausbehandlung wegen alkoholbezogener somatischer Schäden.

Bei den quantitativen Angaben zum Alkoholkonsum im Katamnesezeitraum fällt die hohe interindividuelle Varianz auf (hohe Standardabweichungen in Tab. 6.5.1.2). Dies ändert sich auch nicht wesentlich, wenn man aus der Berechnung die durchgehend abstinenten Patienten ausschließt. Daher wurde zunächst der Zusammenhang mit soziodemographischen Merkmalen untersucht (Tab. 6.5.1.2.). Es zeigt sich, daß die abstinenten Patienten im Mittel ca. 3 Jahre älter waren als Patienten mit wechselhaftem Verlauf. Das Alter korrelierte geringfügig aber signifikant mit geringeren Trinkmengen. Patienten, die eine psychotherapeutische Maßnahme wahrnahmen und/oder sich erneut in eine stationäre Behandlung wegen des Alkohols begeben hatten, waren dagegen im Mittel jünger. Der Familienstand und die Dauer der Erwerbstätigkeit in den 12 Monaten vor der Indexuntersuchung zeigten dagegen keinen bedeutsamen Zusammenhang mit den Verlaufsmerkmalen. Insgesamt ist die Bedeutung soziodemographischer Merkmale bis auf einzelne Ausnahmen so gering, daß die genannte hohe Varianz dadurch nicht erklärt ist, an dieser Stelle aber auch nicht weiter verfolgt werden kann.

6.5.2. Verlauf der diagnostischen Hauptgruppen

Die Auswertung der Daten zum Verlauf nach Indexbehandlung erfolgt analog der Ergebnisdarstellung zum retrospektiven Verlauf (Kap.6.4.). Zunächst wurde überprüft, ob sich die nachuntersuchten Patienten hinsichtlich der diagnostischen Hauptgruppen von den nicht erreichten wesentlich unterscheiden:

CIDI-Diagnose	+	-	+	-	
IPDE-Diagnose	-	+	+	-	
nachuntersucht (n=149)	16.1	13.4	27.5	43.0	CHI^2=3.15
nicht erreicht (n=101)	22.8	16.8	20.8	39.6	df=3, p=.37

Dies ist nicht der Fall, sodaß die Katamnesenstichprobe in dieser Hinsicht als ausreichend repräsentativ für die Indexstichprobe angesehen werden kann. Die Ergebnisse zum Konsumverhalten (Tab.6.5.2.1) zeigen, daß der Anteil der ohne Unterbrechung abstinenten Patienten in den beiden Gruppen mit Persönlichkeitsstörungen zwar etwas geringer ist (30.0% und 33.3%) als in den beiden anderen Gruppen (41.5% und 37.3%, Abb.6), dieser Unterschied wird aber statistisch nicht signifikant.

94 Ergebnisse

Tabelle 6.5.2.1: Verlauf der diagnostischen Hauptgruppen über 12 Monate (n=149)

		nur CIDI n=41	nur IPDE n=20	beide n=24	keine Diag. n=64	CHI^{2a} df=3 Bonf.^{b}	p
Konsumverhalten							
abstinent ohne Unterbrechung %		41.5	30.0	33.3	37.3	0.92^a	ns
wechselhafter Verlauf %		58.5	70.0	66.7	62.5		
Trinkphasen (n)	MW	2.0	1.8	1.9	1.3		
	SD	2.0	1.6	1.6	1.3		
	Median	2.0	2.0	2.0	1.0	Bonf.^{b}	ns
Trinktage (n)	MW	78.2	107.9	80.4	66.3		
	SD	110.7	105.5	100.8	100.7		
	Median	22.3	102.5	38.2	11.0	Bonf.^{b}	ns
g reiner Alkohol/Tag	MW	25.0	63.7	45.9	34.4		
	SD	37.7	77.9	76.0	62.5		
	Median	6.7	41.6	13.0	3.3	Bonf.^{b}	ns
Inanspruchnahmeverhalten (%)							
Ambulant (allgemein)		92.7	75.0	87.5	78.1	5.10^a	ns
Allgemeinarzt/Internist		73.7	55.0	62.5	64.1	2.18^a	ns
Nervenarzt/Psychologe		22.0	5.0	25.0	6.3	9.34^a	.02
Ambulante Psychotherapie		31.7	10.0	45.8	20.3	9.30^a	.02
Ambulant wg. Alkohol		75.6	70.0	66.7	76.6	1.10^a	ns
Selbsthilfegruppe		53.7	40.0	58.8	46.9	1.93^a	ns
Beratungsstelle		9.8	5.0	8.3	15.6	2.27^a	ns
(Fach)Ambulanz		12.2	-	4.2	10.9	3.55^a	ns
Sozialpsych./Soziale Dienste		-	-	-	1.6	-	-
Stationär wg. Alkohol		43.9	45.5	41.7	40.6	0.18^a	ns
Entgiftung		36.6	45.0	29.2	31.3	1.66^a	ns
Entwöhnung		12.2	20.0	16.7	15.6	0.68^a	ns
Somat.Abt. (wg. Alkoholfolgen)		4.9	-	4.2	3.1	1.05^a	ns

^{a} CHI^2-Test
^{b} Bonferroni-Test

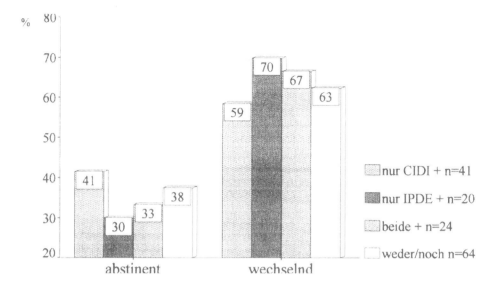

Abb. 6: Verlauf bei den vier diagnostischen Hauptgruppen

Alle drei positiven Diagnosegruppen weisen im Mittel (Median) zwei Trinkphasen auf, die Patienten ohne Diagnose nur eine, aber auch dieser Unterschied ist statistisch nicht bedeutsam. Das gleiche gilt für die Anzahl der Trinktage im Katamnesenzeitraum und die durchschnittliche tägliche Trinkmenge. Dies scheint aber wiederum auf die große interindividuelle Varianz zurückzuführen zu sein, wie sie oben bereits für die Gesamtstichprobe auffiel. Daher bietet sich der Median als Maß der zentralen Tendenz für die Interpretation eher an. Die Ergebnisse (Abb.7) zeigen deutliche Unterschiede zwischen den Gruppen: Der Median der Trinktage lag bei Patienten mit PS ca. 10mal höher als bei Patienten ohne Komorbidität (102.5 vs 11.0), während er bei Patienten mit CIDI-Diagnose (22.3) nur etwa doppelt so hoch lag. Die Gruppe mit beiden Diagnosen nimmt eine Mittelstellung ein (38.2 Trinktage). Ein nahezu identisches Bild ergibt die Auswertung der täglich getrunkenen Trinkmenge/Tag: Der Median lag bei der IPDE-Gruppe ca. 14mal höher als bei Patienten ohne zusätzliche Diagnose (41.6g vs 3.3g).

Fast alle Patienten mit einer psychiatrischen Lebenszeitdiagnose hatten in den 12 Monaten nach Entlassung einen Arzt aufgesucht (92.7% und 87.5%), etwas seltener die Patienten ohne Komorbidität (78.1%) und diejenigen mit einer PS (75.0%). Mehrheitlich suchten sie Allgemeinärzte und Internisten auf (keine signifikanten gruppenbezogenen Unterschiede). Nervenärzte oder Psychologen wurden dagegen etwa fünfmal häufiger von Patienten mit einer CIDI-Diagnose mit und ohne PS konsultiert als von den beiden anderen Gruppen. Über eine ambulante Psychotherapie berichteten fast die Hälfte der Patienten mit psychiatrischer Störung und PS (45.8%) und fast eine Drittel der Patienten mit ausschließlich psychiatrischer Störung (31.7%). Diese Rate war niedriger unter den Patienten ohne Diagnose (20.3%) und noch niedriger in der Gruppe mit einer ausschließlichen IPDE-Diagnose (10.3%). Die Inanspruchnahme alkoholbezogener ambulanter und stationärer Maßnahmen wies dagegen keinen bedeutsamen gruppenbezogener Unterschiede auf.

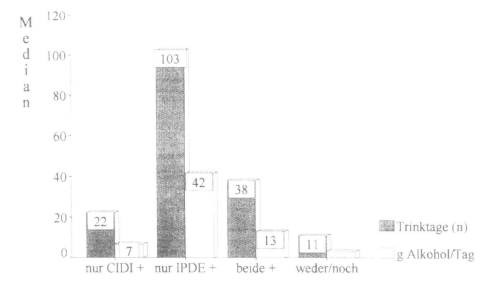

Abb. 7: Trinktage und Trinkmenge bei den vier diagnostischen Hauptgruppen

6.5.3. Verlauf bei Angst- und affektiven Störungen

Wie bei der Auswertung der Daten zum retrospektiven Verlauf (Kap. 6.4.3.) werden nur die Patienten in die Katamnesenauswertung einbezogen, die ausschließlich eine affektive (depressive) Störung oder Angststörung aufwiesen,
also weder für die jeweils andere Störung komorbid waren noch eine PS-Diagnose erhalten hatten. Diese Patienten wurden untereinander und mit den Alkoholabhängigen ohne zusätzliche Diagnose verglichen.

Tabelle 6.5.3.1: Verlauf bei affektiven und Angststörungen im Vergleich mit Patienten ohne Komorbidität

		Affektive Störung n=8	Angststörung n=20	keine Diagnose n=64	CHI^{2a} df=2 $Bonf.^b$	p
Konsumverhalten						
abstinent ohne Unterbrechung		37.5%	45.0%	37.5%	0.37^a	ns
wechselhafter Verlauf		62.5%	55.0%	62.5%		
Trinkphasen (n)	MW	2.5	1.6	1.3	$Bonf.^b$	ns
	SD	2.5	1.7	1.3		
	Median	2.5	1.0	1.0		
Trinktage (n)	MW	126.9	85.3	66.3	$Bonf.^b$	ns
	SD	157.3	114.8	100.7		
	Median	48.0	14.1	11.0		
g reiner Alkohol /Tag	MW	34.6	23.1	34.4	$Bonf.^b$	ns
	SD	50.6	37.1	62.5		
	Median	13.4	4.0	3.3		

Fortsetzung Tabelle 6.5.3.1

Inanspruchnahmeverhalten					
Ambulant (allgemein)	87.5%	95.0%	78.1%	3.17^a	ns
Allgemeinarzt/Internist	75.0%	70.0%	64.1%	0.54^a	ns
Nervenarzt/Psychologe	50.0%	20.0%	6.3%	13.09	.001
Ambulante Psychotherapie	62.5%	30.0%	20.3%	6.77^a	.03
Ambulant wg. Alkohol	87.5%	80.0%	76.6%	0.55^a	ns
Selbsthilfegruppe	87.5%	45.0%	46.9%	4.95^a	.08
Beratungsstelle	12.5%	10.0%	15.6%	0.42^a	ns
(Fach)Ambulanz	12.5%	15.0%	10.4%	0.24^a	ns
Stationär wg. Alkohol	50.0%	40.0%	40.6%	0.28^a	ns
Entgiftung	50.0%	30.0%	31.3%	1.22^a	ns
Entwöhnung	12.5%	10.0%	15.6%	0.42^a	ns
Somat.Abt. (Folgen)	-	5.0%	3.1%	0.47^a	ns

^{a} CHI^2-Test
^{b} Bonferroni-Test

Die Ergebnisse in Tab.6.5.3.1 zeigen, daß sich die drei Gruppen bezogen auf die Trinkparameter nicht signifikant voneinander unterscheiden. Betrachtet man jedoch wiederum den Median, so fällt auf, daß die 8 Patienten mit affektiven Störungen eine höhere Anzahl von Trinkphasen aufwiesen (2.5 vs 1.0 und 1.0), an erheblich mehr Tagen getrunken hatten (48.0 vs 14.1 und 11.0) und auch eine größere Alkoholmenge/Tag konsumiert hatten (13.4g vs 4.0g und 3.3g) als die 20 Patienten mit Angststörungen und die 64 Patienten ohne weitere Diagnose. Die Hälfte der affektiv Erkrankten hatte im Katamnesezeitraum einen Nervenarzt aufgesucht, 62.5% berichteten über eine Psychotherapie, die sie wahrgenommen hatten oder noch wahrnahmen. Dies war bei den beiden anderen Gruppen wesentlich seltener der Fall (Tab. 6.5.1.2). Alkoholbezogene ambulante oder stationäre Maßnahmen wurden bis auf eine Ausnahme von allen Gruppen ähnlich häufig in Anspruch genommen: 7 der 8 Patienten mit affektiven Störungen (87.5%) hatten eine Selbsthilfegruppe besucht, aber nur 45.0% der Angstpatienten und 46.9% der Gruppe ohne Komorbidität.

Zusammenfassend unterscheiden sich die Patienten mit Angststörungen hinsichtlich der untersuchten Verlaufsmerkmale nicht wesentlich von den Patienten ohne Diagnose, während affektive Patienten eher einen ungünstigeren Verlauf, aber auch häufiger depressionsassoziierte Hilfsmaßnahmen in Anspruch nahmen.

6.5.4. Verlauf bei primären und sekundären Störungen

Von den komorbiden Patienten (CIDI-Lebenszeitdiagnose) konnten 20 Patienten mit einem primären und 42 Patienten mit einem sekundären Alkoholismus nachuntersucht werden. Diese beiden Gruppen unterschieden sich in keinem Verlaufsmerkmal signifikant voneinander. Lediglich der Median der Trinktage war bei sekundären Alkoholikern höher als bei primären (36.3 vs 8.5), ebenso die durchschnittliche tägliche Trinkmenge (8.5g vs 1.0g). Auch eine gesonderte Auswertung für die Patienten mit affektiven Störungen (primärer Alkoholismus n=14, sekundärer Alkoholismus n=15) und für Patienten mit Angststörungen (primärer Aloholismus n=10, sekundärer Alkoholismus n=30) ergab keine signifikanten Gruppenunterschiede. Der Vergleich über die Mediane der quantitativen Trinkmerkmale ergab hier jeweils keine Besonderheiten.

6.5.5. Verlauf bei Persönlichkeitsstörungen

Wie bei der Darstellung des retrospektiven Verlaufs (Kap. 6.4.5.) wurden die Patienten hierarchisch den Clustern A, B und C zugeordnet, wenn mehrere PS bei einer Person diagnostiziert worden waren. Die Stichproben für die Cluster reduzieren sich auf recht kleine Besetzungen. Dies dürfte neben der hohen Varianz der quantitativen Trinkmengenangaben ein Hauptgrund sein, daß die Ergebnisse kaum statistisch signifikante Unterschiede erreichen (Tab. 6.5.5.1).

Dennoch wird deutlich. daß die Cluster-B-Patienten den ungünstigsten Verlauf aufweisen. Lediglich einer von ihnen war durchgehend abstinent geblieben, sie hatten im Mittel häufiger und vor allen Dingen größere Mengen Alkohol konsumiert. Darüberhinaus zeigen die Mediane, daß die Patienten mit spezifischen PS mehr Trinkphasen aufweisen und häufiger und mehr Alkohol konsumiert hatten als Patienten mit unspezifischen PS und Patienten ohne Diagnose. Das Inanspruchnahmeverhalten der untersuchten Gruppen weist insgesamt nur geringe Unterschiede auf. Am ehesten ist zu bemerken, daß Patienten mit unspezifischen PS häufiger als alle anderen Nervenärzte oder Psychologen aufsuchten (22.7%) und häufiger eine Psychotherapie wahrnahmen (40.9%). Cluster-B- und Cluster-C-Patienten begaben sich dagegen häufiger in stationäre alkoholbezogene Behandlungen (62.5% und 50.0%), Cluster-A-Patienten dagegen seltener (33.3%).

Tabelle 6.5.5.1: Verlauf bei Persönlichkeitsstörungen (Clusterdiagnosen) und Vergleich mit Patienten ohne Komorbidität

		Clus. A n=6	Clus. B n=8	Clus. C n=8	Un- spez. n=22	Keine Diag. n=64	CHI[2a] df=4 Bonf.	p
Konsumverhalten								
abstinent o.Unterbr. (%)		33.3	12.5	37.5	36.4	37.5		
wechselhafter Verlauf (%)		66.7	87.5	62.5	63.6	62.5	2.0	ns
Trinkphasen (n)	MW	1.8	2.5	1.8	1.7	1.3		
	SD	1.5	1.3	1.6	1.7	1.3		
	Median	2.5	3.0	2.0	1.0	1.0	Bonf.	ns
Trinktage (n)	MW	104.4	122.6	107.8	73.5	66.3		
	SD	96.5	109.9	123.2	97.2	100.7		
	Median	111.0	134.5	85.8	50.9	11.0	Bonf.	ns
g reiner Alkohol/ Tag	MW	47.8	110.6	69.0	29.6	34.4	Bonf.	
	SD	55.7	111.6	87.3	51.0	62.5	B vs	
	Median	42.6	85.8	38.5	6.6	3.3	U,K	.05
Inanspruchnahmeverhalten (%)								
Ambulant (allgemein)		83.3	87.5	87.5	77.3	78.1	0.83	ns
Allgemeinarzt/Internist		66.7	87.5	62.5	45.5	64.1	4.94	ns
Nervenarzt/Psychologe		16.7	0.0	12.5	22.7	6.3	6.07	ns
Ambulante Psychotherapie		16.7	25.0	12.5	40.9	20.3	4.68	ns
Ambulant wg. Alkohol		33.3	75.0	62.5	77.3	76.6	5.89	ns
Selbsthilfegruppe		33.3	50.0	37.5	59.1	46.9	2.00	ns
Beratungsstelle		16.7	0.0	0.0	9.1	15.6	3.27	ns
Stationär wg. Alkohol		33.3	62.5	50.0	36.4	40.6	2.11	ns
Entgiftung		33.3	62.5	50.0	22,7	31.3	5.30	ns
Entwöhnung		6.0	25.0	12.5	22.7	15.6	2.33	ns

[a] CHI^2-Test, wenn nicht anders angegeben,
Bonf.= Bonferroni-Test

6.5.6. Suizidalität im Katamnesezeitraum

21 der nachuntersuchten Patienten (14.1%) berichteten über Suizidgedanken im Katamnesezeitraum, bei 14 (9.4%) hatten sie sich mehr als einmal eingestellt. Hinsichtlich soziodemographischer Merkmale unterschieden sich die Patienten mit Suizidgedanken von den übrigen Patienten nur durch einen höheren Anteil lediger (31.3% vs 6.3%; $CHI^2=10.18$, df=2, p<.01). Alter und Berufstätigkeit in den 12 Monaten vor der Erstuntersuchung zeigten dagegen keine Besonderheiten (alle CHI^{2-} und Mann-Whitney U-Tests ns).
Von den 40 nachuntersuchten Patienten mit Suizidversuch in der Vorgeschichte hatten ein Drittel (35.0%) im Katamnesezeitraum erneut Suizidgedanken entwickelt gegenüber 9.2% der 109 Patienten ohne entsprechende Vorgeschichte ($CHI^2=14.44$, df=1, p=0.0001), sie weisen damit ein über fünffach höheres Risiko auf (Odds Ratio=5.3 [2.1- 13.4]).
Wie im Kap. 6.3.2. soll zunächst untersucht werden, inwieweit die Zugehörigkeit zu den diagnostischen Hauptgruppen die Prävalenz von Suizidgedanken in dem Jahr nach Entlassung beeinflußt.

Tabelle 6.5.6.1: Suizidalität im Katamnesezeitraum in Abhängigkeit von den diagnostischen Hauptgruppen (%)

	CIDI + n=41	IPDE + n=20	beide ++ n=24	keine -- n=64	CHI^2 df=3	p
Suizidgedanken %	14.6	10.0	41.7	4.7	20.03	.0002
Odds Ratio 95%-Konf.intervall	1.7 0.5 - 5.5	1.1 0.2 - 5.8	6.9 2.1-22.2	-		

Die Ergebnisse in Tab. 6.5.6.1 zeigen, daß wiederum die Patienten mit einer psychiatrischen Störung und PS die am häufigsten betroffene Gruppe darstellen (41.7%). Die Patienten mit CIDI-Diagnose aber ohne PS wiesen die zweithöchste Rate auf und diejenigen mit einer ausschließlichen PS entwickelten nur noch doppelt so häufig Suizidgedanken wie Patienten ohne Diagnose.
Unter den Patienten mit einer Aktualdiagnose im CIDI traten Suizidgedanken nur geringfügig häufiger auf (27.6%, OR=4.0 [1.6 - 10.0]) als unter allen Patienten mit einer Lebenszeitdiagnose (24.6%, OR=3.1 [1.2 - 7.8]).
Affektive Störungen waren häufig mit Suizidgedanken im Katamnesezeitraum assoziiert (35.7%, OR=5.4, Tab. 6.5.6.2), während keiner der Patienten mit Angststörungen Suizidgedanken berichtete. Bei Vorliegen beider Diagnosen waren dagegen über die Hälfte der Probanden betroffen (52.9%, OR=10.9), die statistische

Auswertung ergibt ein 11fach erhöhtes Risiko im Vergleich zu Patienten ohne Komorbidität.
Unter den Patienten mit Persönlichkeitsstörungen waren die Cluster-B-Störungen (50.0%, OR=9.7) und die unspezifischen PS (36.4%, OR=5.5) mit einer hohen Prävalenz von Suizidgedanken assoziiert, gar nicht oder kaum dagegen die Cluster-A- und Cluster-C-Störungen. Allerdings sind die Besetzungen der spezifischen Cluster insgesamt sehr gering.

Tabelle 6.5.6.2: Suizidgedanken im Katamnesezeitraum in Abhängigkeit von diagnostischen Gruppen im Vergleich zu Patienten ohne Komorbidität

Lebenszeitdiagnosen	n	Präv. %	CHI^2	p	OR^a	95%-Konf.
Psychiatrische Störungen (CIDI)						
nur affekt. Störung	14	35.7	6.58	.02	5.4	1.4 - 21.3
nur Angststörung	26	0.0	-	-	-	-
beide	17	52.9	16.90	<.0001	10.9	3.1 - 38.7
Persönlichkeitsstörungen (IPDE)						
nur Cluster A	3	0.0	-	-	-	-
nur Cluster B	6	50.0	8.08	.03	9.7	1.6 - 58.9
nur Cluster C	8	12.5	0.08	ns	1.4	1.4 - 13.2
unspezifische PS	22	36.4	8.75	<.01	5.5	1.6 - 18.5

[a] bezogen auf die Patienten ohne Diagnose

Tabelle 6.5.2.3: Patienten mit Suizidversuchen im Katamnesezeitraum

Pat.-Nr	Geschl.	Alter	Anzahl CIDI-Diagnosen	Affektive Störung	Persönlichkeitsstörung
29	männl.	52	0	-	-
254	männl.	46	3	Depress. Episode, Dysthymia	-
299	männl.	44	0	-	-
301	männl.	36	0	-	-
427	männl.	53	0	-	-
287	weibl.	33	4	Dysthymia	unspezif.
330	weibl.	42	4	Rezidvierende depressive Störung	unspezif.
340	weibl.	31	5	Depress. Episode, Dysthymia	unspezif.
14 Suizid	weibl.	51	2	Depress. Episode, Dysthymia	-

9 Patienten (6.0%) hatten im Nachuntersuchungszeitraum einen Suizidversuch unternommen, dabei war eine Patientin verstorben. Es handelte sich um eine 51jährige verheiratete Mutter von drei Kindern, bei der im CIDI sowohl eine mittelschwere depressive Episode (F32.2) als auch eine Dysthymia (F34.1) diagnostiziert worden war. Beide Störungen waren ausschließlich zwischen dem 34. und 37. Lebensjahr aufgetreten, sekundär hatte sich im 36. Lebensjahr eine Alkoholabhängigkeit entwickelt. Eine aktuelle komorbide Störung wurde anläßlich der Erstuntersuchung nicht festgestellt.
Bei vier der acht übrigen Patienten war eine depressive Störung zum Zeitpunkt der Indexuntersuchung diagnostiziert worden (OR=3.2 [0.6 - 16.0]), bei drei von ihnen zusätzlich eine Persönlichkeitsstörung (OR=2.4 [0.5 - 11.5]). Bei vier Patienten lag keine diagnostizierte Erkrankung vor.

104   Ergebnisse

Suizidversuche in der Vorgeschichte waren bei 12.5% der 40 Betroffenen mit einem erneuten Suizidversuch assoziiert, während nur 2.8% ohne entsprechende Anamnese einen Suizidversuch unternahmen ($CHI^2=5.47$, df=1, p=.03). Das Risiko war damit um das fünffache erhöht (OR=5.0 [1.2 - 22.2]).

6.5.7. Suizidalität und Verlauf

Die 40 Patienten mit Suizidversuchen in der Vorgeschichte berichteten über einen signifikant häufigeren Alkoholkonsum und tendenziell höhere durchschnittliche Trinkmengen im Katamnesezeitraum als Patienten ohne entsprechende Anamnese (Tab. 6.5.7.1). Die Mediane über die Anzahl der Trinkphasen (2.0 vs 1.0), der Trinktage (65.9 vs 11.0) und der durchschnittlich konsumierten Alkoholmenge (18.9 vs 2.5) liegen bei der Gruppe mit Suizidanamnese deutlich höher. Diejenigen Patienten mit Suizidgedanken während des Katamnesezeitraums wiesen bezogen auf alle Abhängigkeitsparameter noch deutlicher einen signifikant oder zumindest tendenziell (Trinkphasen) ungünstigeren Verlauf auf. Diese 21 Patienten hatten sich auch alle in eine ambulante Behandlung begeben und waren häufiger als Patienten ohne Suizidgedanken erneut wegen Alkoholproblemen stationär aufgenommen worden (61.9% vs 39.1%). Die Patienten, die einen Suizidversuch nach der Entlassung unternommen hatten, unterschieden sich zwar in keinem Merkmal signifikant von Patienten ohne Suizidversuch, dies ist aber neben der hohen Varianz auch auf die kleine Gruppengröße zurückzuführen. Nur einer von ihnen war durchgehend abstinent geblieben.

Insgesamt gesehen waren alle Gruppen mit Suizidalität in der Vorgeschichte oder im Katamnesezeitraum seltener durchgehend abstinent, hatten häufiger und mehr getrunken als die jeweilige Vergleichsgruppe, während das poststationäre Inanspruchnahmeverhalten weniger ausgeprägte Besonderheiten zeigte.

Tabelle 6.5.7.1: Suizidalität und Verlauf der Abhängigkeit im Katamesezeitraum

		Suizidversuch vor Aufnahme			Suizidgedanken nach Entlassung			Suizidversuch nach Entlassung		
		nein n=109	ja n=40	p	nein n=128	ja n=21	p	nein n=141	ja n=8	p
Konsumverhalten										
abstinent % wechselnder Verlauf %		40.4 59.6	27.5 72.5	2.08 ns	40.6 59.4	14.3 85.7	5.37 .02	38.3 61.7	12.5 87.5	2.16 ns
Trink- phasen (n)	MW SD Median	1.6 1.6 1.0	1.9 1.7 2.0	1.18 ns[a]	1.5 1.6 1.0	2.2 1.7 2.0	1.81 .07[a]	1.6 1.6 1.0	2.1 1.6 2.0	1.01 ns[a]
Trinktage (n)	MW SD Median	65.7 96.7 11.0	109.6 117.0 65.9	2.08 .04[a]	69.4 97.8 11.5	126.3 127.9 100.0	2.43 .01[a]	77.7 106.4 23.3	72.8 49.4 96.0	0.91 ns[a]
g reiner Alkohol/ Tag	MW SD Median	33.8 60.5 2.5	48.0 66.5 18.9	1.81 .07[a]	31.7 55.9 3.3	73.3 85.1 34.9	2.88 .004[a]	37.9 63.5 5.6	32.1 34.6 18.9	0.94 ns[a]
Inanspruchnahmeverhalten (%)										
Ambulant (allgemein)		80.7	90.0	1.80 ns	80.5	100.0	4.93 .02	83.7	75.0	0.41 ns
Nervenarzt/Psychol.		11.9	17.5	0.78 ns	12.5	19.0	0.67 ns	1.5	12.5	0.01 ns
Ambul. Psychotherapie		27.5	22.5	0.38 ns	24.2	38.1	1.80 ns	16.2	25.0	0.01 ns
Ambulant wg. Alkohol		72.5	77.5	0.38 ns	72.7	81.0	0.64 ns	73.0	87.5	0.82 ns
Stationär wg. Alkohol		43.1	40.0	0.12 ns	39.1	61.9	3.86 .05	41.1	62.5	1.42 ns

[a] Mann Whitney U-Test, alle anderen: CHI²-Test

7. Diskussion

Das Hauptziel der vorliegenden Untersuchung war es, in einem polydiagnostischen Ansatz dem derzeit viel diskutierten Phänomen der psychiatrischen Komorbidität einschließlich der Persönlichkeitsstörungen bei Alkoholabhängigen unter dem Aspekt der Prävalenz verschiedener diagnostischer Klassen, ihres Zusammenhangs und ihrer Bedeutung für den Abhängigkeitsverlauf und Suizidalität empirisch näher zu kommen.

Es handelt sich bei der untersuchten Stichprobe ausschließlich um Abhängige, die zu einer Entgiftungsbehandlung in die Klinik für Psychiatrie der Medizinischen Universität zu Lübeck aufgenommen wurden. Dieser Umstand bedeutet per se bereits ein Selektionskriterium, denn viele Alkoholkranke kommen entweder überhaupt nie in eine stationäre oder zumindest nicht in eine stationär-psychiatrische Behandlung (Wienberg, 1992). Ein wesentliches Selektionskriterium stellt die somatische Morbidität dar: 26.0% der Patienten wurden von somatischen - überwiegend internistischen - Stationen übernommen und bei fast drei Vierteln (72.8%) wurde zumindest eine aktuelle somatische Diagnose gestellt. Die soziodemographischen Besonderheiten der untersuchten Stichprobe reflektieren weitere Selektionskriterien: So lebten weniger als die Hälfte der Patienten in einer festen Partnerschaft (46.4%), mehr als eine Drittel (39.2%) war mehr als 12 Monate arbeitslos und nur ein Drittel (35.2%) war in dem gesamten Zeitraum berufstätig gewesen. Daher sind die Ergebnisse dieser Untersuchung nur teilweise auf die Gesamtgruppe Alkoholabhängiger zu beziehen. Dagegen handelt es sich bei der untersuchten Stichprobe um eine typische Klientel psychiatrischer Kliniken. Es ist auch mit Stichproben in den wichtigen früheren Studien hinsichtlich soziodemographischer Merkmale vergleichbar (Kap. 2.1.): Das Durchschnittsalter lag bei 41.2 Jahren und männliche Patienten überwogen erwartungsgemäß mit 72.4%.

Bei der Diskussion der Ergebnisse wird zunächst die Prävalenz der psychiatrischen und der Persönlichkeitsstörungen sowie ihr Zusammenhang behandelt. In den letzten Kapiteln wird die Bedeutung der verschiedenen diagnostischen Gruppen für den Verlauf und die Schwere der Abhängigkeit diskutiert. Immer wenn zwei Prävalenzraten in Klammern angegeben werden, bezieht sich die erste auf die Lebenzeitprävalenz und die zweite auf die aktuelle Prävalenz (Sechsmonatsprävalenz).

7.1. Prävalenz psychischer Störungen bei Alkoholismus

Frühere Studien legten nahe, daß die Prävalenz psychischer Störungen bei Alkoholabhängigen erheblich größer ist als in der Allgemeinbevölkerung (Hypothese A). Bezogen auf die Lebenszeitprävalenz konnte dies in der vorliegenden Untersuchung auf der Grundlage des Composite International Diagnostic Interview (CIDI, Robins et al., 1988) für ausschließlich Alkoholabhängige nur teilweise bestätigt werden: Da das Risiko für eine psychiatrische Lebenszeitdiagnose im Vergleich mit der repräsentativen Bevölkerungsuntersuchung von Wittchen et al. (1992) nur um das 1.4fache erhöht war (Odds Ratio), kann dies nur als geringfügig erhöht bezeichnet werden (Angst, 1994).

Dagegen wurde ein dreifach erhöhtes Risiko für eine aktuelle Störung (Sechsmonatsprävalenz) gefunden (OR=3.0). Dieses deutlich erhöhte Risiko war auf die hohe Übereinstimmung von Lebenszeit- und Aktualprävalenz der psychiatrischen Diagnosen bei den Alkoholabhängigen zurückzuführen. Dazu korrespondiert gut ein Befund von Penick et al. (1988), die in einer Retest-Untersuchung nach einem Jahr eine hohe Stabilität psychiatrischer Aktualdiagnosen bei Alkoholabhängigen fanden. Im Sinne des Berkson'schen Bias (Berkson, 1946) bzw. der oben erwähnten Selektion liegt die Schlußfolgerung nahe, daß häufig erst aktuelle psychische Störungen Patienten in eine stationäre Entgiftungsbehandlung führen, auch wenn dieser Grund von den Betroffenen selbst nicht angegeben wird.

In der Untersuchung wurde weiter von der Annahme ausgegangen, daß sich ausschließlich Alkoholabhänge von Patienten mit zusätzlichen substanzbezogenen Störungen, wie sie in früheren Studien eingeschlossen wurden, unterscheiden. Diese Patienten geraten durch den Konsum illegaler Drogen wesentlich häufiger in juristische Konflikte, sind durch HIV-Infektionen ungleich häufiger bedroht, weisen eine frühe und sehr schnelle Abhängigkeitsentwicklung mit einer Fülle familiärer, sozialer, beruflicher und somatischer Folgen auf. Daher wurden diese Patienten in der vorliegenden Untersuchung ausgeschlossen. Die Ergebnisse bestätigen, daß die Lebenszeitprävalenz aller komorbiden psychiatrischen Störungen mit 43.6% tatsächlich erheblich niedriger liegt als in den früheren Untersuchungen unter Einschluß polyvalent Abhängiger. Dort wurden Raten zwischen 63% und 84% angegeben (Median 69%; Powell et al., 1982; Hesselbrock et al., 1985; Ross et al., 1988; Herz et al., 1990). Dagegen lag die Prävalenz in der Allgemeinkrankenhausstudie (Arolt et al., 1996) in einer vergleichbaren Größenordnung (41%).

Methodisch ist zu diskutieren, ob die Wahl des Instrumentes (Composite International Diagnostic Interview, CIDI) hierbei eine Rolle spielt, da alle amerikanischen und kanadischen Untersuchungen mit dem Diagnostic Interview Schedule (DIS) durchgeführt wurden. Da das CIDI aber u.a. auf der Grundlage des DIS entwickelt wurde (siehe Kap. 4.2.), ist diese Annahme eher zu verneinen. Darüberhinaus könnte das diagnostische System der ICD-10 zu niedrigeren Prävalenzraten als das DSM-III-R führen. Eine Studie zur Übereinstimmung zwischen den beiden diagnostischen Systemen liegt derzeit nicht vor und ist auch künftig eher für das DSM-IV zu erwarten. Eine an anderer Stelle dargestellte Auswertung (Driessen et al., 1998[a]) ergab aber, daß sowohl die Lebenszeitprävalenzrate (41.2%) als auch die Sechsmonatsprävalenzrate (33.6%) für DSM-III-R sogar etwas niedriger lagen als die hier vorgestellten Ergebnisse (43.6% und 37.2%). Daher ist auch dieser Einwand zurückzuweisen. Plausibel erscheint aber die Annahme, daß sich einerseits die Klientel amerkanischer Millionenstädte von dem europäischer und vergleichsweise kleiner Städte unterscheidet und andererseits der andere oder häufig nicht gegebene Krankenversicherungsschutz in den USA zu einer hoch selektiven Aufnahme kränkerer, d.h. durch häufigere zusätzliche Störungen belasteter Patienten führt.

Insgesamt sprechen die Ergebnisse dieser Studie für eine künftig notwendige Trennung von ausschließlich Alkoholabhängigen und polyvalent abhängigen Alkoholkranken in wissenschaftlichen Untersuchungen.
Die Kliniker diagnostizierten entgegen der Ausgangsüberlegung nicht seltener sondern sogar etwas häufiger als das CIDI eine zusätzliche psychiatrische Störung, und zwar sowohl bezogen auf die Lebenszeitprävalenz (46.4%) als auch auf die Sechsmonatsprävalenz (43.6%). Die Tatsache, daß die betreffenden Kliniker auch das CIDI-Interview durchgeführt hatten, mag dafür u.a. ausschlaggebend gewesen sein. Im Gegensatz zum CIDI vergaben die Kliniker im Mittel allerdings erheblich weniger Komorbiditätsdiagnosen pro Fall (1.4 bzw. 1.3 gegenüber 2.6 bzw. 2.6). Zwar könnte ein Artefakt durch die Vorgabe von maximal drei Diagnosen angenommen werden, dagegen spricht aber, daß die Möglichkeit einer dritten Diagnose nur in 3.6% bzw. 4.6% der Fälle in Anspruch genommen wurde, während das CIDI-Interview bei 16.4% bzw. 14.4% zu drei und mehr Diagnosen führte. Kliniker sind möglicherweise den traditionellen psychiatrischen Diagnostikgewohnheiten eher verbunden (möglichst eine umfassende Diagnose pro Patient) und/oder neigen aufgrund praktischer Überlegungen dazu, psychische Störungen diagnostisch zu bündeln und so Präferenzen für therapeutische Interventionen zu setzen. Obwohl gerade dieser Grund im klinischen Alltag seine Berechtigung haben mag, hat die geringe Interraterreliabilität klinischer Diagnosen seit den 70er Jahren zur Forderung nach standardisierten und reliablen diagnostischen Verfahren zumindest in der Forschung geführt (Spitzer, 1972). Dafür spricht auch die geringe Übereinstimmung zwischen spezifischen CIDI-Diagnosen und klinischen Diagnosen in der vorliegenden Untersuchung.

7.1.1. Spezifische Störungen und externe Komorbidität

Affektive und Angststörungen stellten in Übereinstimmung mit früheren Untersuchungen die häufigsten diagnostischen Gruppen bei den Alkoholabhängigen dar. Die affektiven Störungen wurden bei 21.0% der Untersuchten im CIDI-Interview diagnostiziert (Lebenszeit, OR=1.5). Im Vergleich zu den früheren Studien bei z.T. polyvalenten Alkoholikern mit einer mittleren Prävalenz (Median) von 24% für die Major Depression und 14% für die Dysthymia (Kap. 2.1.4.) waren die Prävalenzraten in der vorliegenden Untersuchung analog der gesamten Komorbiditätdrate (s.o.) niedriger (17.2% bzw. 11.0%).
Die depressiven Episoden, die rezidivierenden depressiven Störungen und die Dysthymia wurden mit ca. 10% etwa gleich häufig gefunden (Kap. 6.1.1.). Die Dysthymia nahm insofern eine Sonderstellung ein, als das Risiko für die Lebenszeitdiagnose im Vergleich mit der Allgemeinbevölkerung höher war (OR= 2.8) als für die anderen depressiven Erkrankungen, während das Risiko für die Aktualdiagnose geringer war (OR=1.8). Diese Abweichung vom Trend der meisten anderen Störungen (s.o) ist gut mit der Chronizität der Dysthymia zu erklären, die als diagnostisches Kriterium in der ICD-10 (Dauer von mindestens zwei Jahren) explizit gefordert ist. Offenbar sind es also die in der Regel zeitlich befristeten (sub)akuten depressiven Störungen, die mit einer Aufnahme zu stationären Entgiftung assoziiert sind und weniger die chronisch verlaufenden.
Bei der Interpretation der Ergebnisse muß berücksichtigt werden, daß ein Teil der Patienten mehrere affektive Störungen aufwies (interne Komorbiditätsrate=1.4 [mittlere Anzahl Diagnosen aus dem Kapitel F3 der ICD-10 bei Vorliegen einer affektiven Störung]). Auf das Problem reiner diagnostischer Klassen wird weiter unten eingegangen.
Angststörungen wurden noch häufiger diagnostiziert als die affektiven Störungen (Lebenszeitprävalenz 28.0%, Sechsmonatsprävalenz 24.0%) und waren mit einem mittelgradig erhöhten Risiko im Vergleich mit der Allgemeinbevölkerung assoziiert (OR=2.1 und OR=3.4). Die Prävalenz ist aber in Bezug auf die früheren Studien mit einem Median von 44% für die Lebenszeitprävalenz (Kap. 2.1.5.) wiederum deutlich niedriger. Anders als bei den affektiven Störungen aber in Übereinstimmung mit der Literatur fanden sich beträchtliche Unterschiede bezogen auf die spezifischen Angststörungen: So stellten auch in der vorliegenden Untersuchung die Phobien die weitaus größte diagnostische Subklasse dar (24.0% und 21.0%) und hierunter wiederum die spezifischen (17.0% und 14.0%) und sozialen Phobien (8.8% und 7.6%), während Agoraphobien und andere Angststörungen nicht häufiger als in der Allgemeinbevölkerung gefunden wurden.
Alle anderen Störungen wurden in der vorliegenden Untersuchung mit Abstand seltener diagnostiziert. Die Prävalenz psychoorganischer Störungen war mit 3.2% nur halb so hoch wie in der vergleichbaren Untersuchung von Ross et al. (1988). Da die Sektion M des CIDI-Interviews auf dem "Mini Mental State" von Folstein et al. (1975) basiert, läßt sich eine spezifische Diagnose nicht stellen. Die Kliniker

spezifizierten dagegen in 9 der 10 CIDI-Fälle eine Organische Persönlichkeitsstörung nach ICD-10 (F07), die als Folge der chronischen Alkoholintoxikation verstanden werden muß (siehe Kap.2.1.1.).
Schizophrene Störungen wurden nur bei 4 Patienten (2.4%) diagnostiziert. Dieses Ergebnis stimmt gut mit der Prävalenz bei Dilling (1992) überein und gibt Anlaß zu der Überlegung, ob früher gefundene höhere Prävalenzraten von 10% bis 15% nicht auf die polyvalent Abhängigen und/oder auf den Einschluß von überwiegend sekundären Alkoholmißbrauchern zurückzuführen sind (Kap. 2.1.3.).
Eine besondere Beachtung bedürfen die in der vorliegenden Untersuchung recht häufig beobachteten somatoformen Störungen (6.8% und 4.4%). Sie waren erheblich häufiger als in der Allgemeinbevölkerung (OR=7.0 und OR=4.4), aber auch häufiger als in früheren Untersuchungen (0.4% bis 1%, Kap. 2.1.6.). Eine Erklärung für diese Differenzen läßt sich auf der Ebene der spezifischen Störungen finden: Bis auf zwei Fälle handelte es sich um anhaltende somatoforme Schmerzstörungen (F45.4). Während in der ICD-10 für diese Diagnose der mangelnde Nachweis einer nicht adäquaten somatischen Erkrankung ausreicht, wurde für die korrespondierende Diagnose einer psychogenen Schmerzstörung in DSM-III (APA, 1980) ein positiver Nachweis der ätiologischen Beteiligung psychischer Faktoren gefordert. Eine an anderer Stelle (Driessen et al., 1998[a]) durchgeführte Auswertung des CIDI ergab tatsächlich, daß DSM-Somatisierungsstörung nur bei 0.8% der Patienten diagnostiziert wurde. Da die ICD-10-Diagnose hier aber bei 83.4% der betroffenen Patienten mit affektiven oder Angststörungen assoziiert war, hatte sie praktische keinen Einfluß auf die Gesamtprävalenz aller komorbiden Störungen (s.o.).

Die Geschlechterverteilung unter den (CIDI-positiven) komorbiden Patienten entsprach über alle diagnostischen Klassen derjenigen bei Patienten ohne zusätzliche Diagnose. Berichte über eine höhere Prävalenz der Major Depression (Hesselbrock et al., 1985) oder verschiedener Angststörungen unter Alkoholikerinnen (Ross et al., 1988[b]) konnte nicht nachvollzogen werden. Dagegen waren die Patienten mit affektiven Störungen im Mittel etwa 4 Jahre und diejenigen mit Angststörungen ca. 6 Jahre jünger als Patienten ohne diese zusätzlichen Diagnosen. Komorbide Patienten waren darüberhinaus seltener verheiratet (41.3% vs 55.8%) und häufiger ledig (30.3% vs 14.4%). Diese Hinweise auf die Bedeutung komorbider psychiatrischer Störungen für die Lebensgestaltung waren bei den Patienten mit depressiven Erkrankungen (außer der Dysthymia), spezifischen Phobien, den Panikstörungen und den dissoziativen und somatoformen Störungen ausgeprägt. Patienten mit sozialen und spezifischen Phobien waren überdies innerhalb der letzten 12 Monate vor der Indexuntersuchung nur zu 42.2% gegenüber 55.8% der Patienten ohne zusätzliche Störung für mindestens 6 Monate einer geregelten Berufstätigkeit nachgegangen.

In der Literaturübersicht (Kap. 2.) fiel auf, daß die Forschung zu genetischen Faktoren der Komorbidität und zum Zusammenhang von Abhängigkeit und anderen psychischen Störungen z.T. zu uneindeutigen oder widersprüchlichen Ergebnissen führte. Ein Grund dafür könnte in der fehlenden Aufklärung der externen Komorbidität zwischen den zusätzlichen Erkrankungen liegen, wie sie für einzelne Diagnosen auch von Singerman et al. (1981, zitiert nach Bowen et al., 1984), Bowen et al. (1984), und Johannessen et al. (1989) berichtet wurde. So ist anzunehmen, daß kaum jemals "reine" diagnostische Stichproben untersucht wurden. Daher wurde die externe Komorbidität in der vorliegenden Untersuchung erstmals für eine ausreichend große Stichprobe systematisch analysiert. Dabei zeigte sich, daß 88.2% aller im CIDI-Interview positiv diagnostizierten Patienten eine Angst- oder affektive Störung aufwiesen und nur 70.8% ausschließlich eine von beiden. Darüberhinaus wird die hohe externe Komorbidität dadurch dokumentiert, daß alle anderen psychiatrischen Erkrankungen, die in nennenswertem Umfang in der vorliegenden Studie auftraten, mit Angst- und/oder affektiven Störungen assoziiert waren: So waren 63.4% der Patienten mit psychoorganischen, schizophrenen (F2), dissoziativen und somatoformen Störungen auch an einer affektiven oder Angststörung erkrankt. Dies bedeutet, daß "reine" diagnostische Subgruppen komorbider Patienten selbst in größeren Stichproben nur für die Angst- und affektiven Erkrankungen zu erwarten sind.

7.1.2. Primärer und sekundärer Alkoholismus

Im Ergebnisteil (Kap. 6.1.2.) wurde bereits darauf hingewiesen, daß als Kriterium für die Einteilung in einen primären und sekundären Alkoholismus bei Patienten mit zusätzlichen psychiatrischen Störungen der früheste Zeitpunkt definiert wurde, zu dem die Patienten (retrospektiv!) ein pathologisches Konsummuster angaben. Dies war das Alter bei Beginn des vermehrten Trinkens. Auf diese Weise sollte eine Überschätzung des sekundären Alkoholismus vermieden werden. Die Ausgangshypothese (B) lautete, daß der Anteil sekundär Abhängiger unter den ausschließlich Alkoholabhängigen höher ist, als er unter z.T. polyvalent abhängigen Patienten gefunden wurde. Für die Gesamtgruppe aller Patienten bestätigte sich diese Annahme: 67.3% der Patienten wurden als sekundär abhängig eingestuft. Ein deutliches Überwiegen eines sekundären Alkoholismus ergab sich aber auf der Ebene der spezifischen Diagnosen nur für die sozialen und spezifischen Phobien (77.8% und 78.6%), die dissoziativen (70.0%), somatoformen (70.6%) und schizophrenen (66.7%) Störungen, während das Verhältnis für alle anderen diagnostischen Gruppen ausgewogen war.

Für die Phobien können damit die Ergebnisse früherer Studien (Kap. 2.1.5.) in vollem Umfang bestätigt werden. Wie dort waren sie auch in der vorliegenden Untersuchung geschlechtsunabhängig. Als Grund für die Häufigkeit der sozialen und spezifischen Phobien als primäre Störung konnte auf einer deskriptiven Ebene der sehr frühe Beginn dieser Störungen in einem mittleren Alter von 16 Jahren gefunden werden, während das vermehrte Trinken im Mittel erst im 31. Lebensjahr einsetzte. Dies gilt in geringerem Ausmaß auch für die somatoformen Schmerzstörungen, die im Mittel im 23. Lebensjahr einsetzten. Diese Befunde legen die Annahme nahe, daß primäre psychiatrische Störungen, insbesondere die sozialen und spezifischen Phobien und die somatoformen Schmerzstörungen einen (von mehreren) pathogenetisch relevanten Faktor für die Entwicklung des Alkoholismus darstellen. Als Erklärungsmodell bietet sich die Selbstmedikationshypo-these bzw. die daraus abgeleiteten spezifischer formulierten Theorien an, die in Kap. 2.1.5. für die Angststörungen dargestellt wurden. Eine Absicherung dieser Ansätze ist von Studien zu erwarten, in denen der situationsbezogene Konsumkontext miterfaßt wird. So wäre z.b. bei Patienten mit sozialen Phobien ein besonders auf tatsächliche oder antizipierte soziale Situationen bezogenes Konsummuster zu erwarten (zumindest in frühen Stadien des Alkoholismus, bevor es zu einer Generalisierung des Verhaltens kommt).

7.2. Prävalenz der Persönlichkeitsstörungen

Auf der Grundlage des (International) Personality Disorder Examination (IPDE, Loranger et al, 1988) wurde bei 33.6% der Patienten eine Persönlichkeitsstörung diagnostiziert. Damit war das relative Risiko wie erwartet (Hypothese C) für eine solche Störung dreieinhalb mal höher als in der Allgemeinbevölkerung (OR=3.6). Es wurden ausschließlich Lebenszeitdiagnosen gestellt, da sich bereits in den Voruntersuchungen herausgestellt hatte, daß die im IPDE vorgesehene optionale Diagnosestellung für definierte Zeiträume nicht praktikabel war: Die Mehrheit der Patienten war nicht in der Lage, ausreichend genaue Angaben zu machen. Im Vergleich zu den früheren Studien, die mit standardisierten Instrumenten durchgeführt wurden (Median der Prävalenzraten 64%; Nace et al., 1991; DeJong et al., 1993; Smyth et al., 1993), ist die Prävalenz der Persönlichkeitsstörungen (PS) in der vorliegenden Untersuchung nur halb so hoch. Diese gravierende Differenz ist umso bemerkenswerter, als die Untersuchung von DeJong und Mitarbeitern auch ausschließlich Alkoholabhängige umfaßte und gleichzeitig zu der höchsten Prävalenzrate kam (78%). Im Literaturteil wurde allerdings bereits darauf hingewiesen, daß das in dieser Studie angewandte Instrument (SIDP, Stangl et al., 1985) auch in Studien in der Allgemeinbevölkerung zu eineinhalb- bis zweifach höheren Prävalenzraten kam als Untersuchungen mit anderen Instrumenten. In einer neueren Studie fand die gleiche Arbeitsgruppe mittels IDPE nun tatsächlich eine mit unseren Ergebnissen übereinstimmende Prävalenzrate von 31% in einer unselektierten Gruppe behandelter Alkoholkranker (Verheul et al., 1998). Ähnliche Ergebnisse fand eine schwedische Arbeitsgruppe mit dem SCID II bei behandelten Alkoholikerinnen (29%; Haver und Dahlgren, 1995). Damit ist das Problem der diagnostischen Schwelle angesprochen, die im IPDE offenbar relativ hoch liegt: Das IPDE ist erstens sehr eng an die Operationalisierung der Persönlichkeitsstörungen in DSM-III-R gebunden, zweitens werden nur vollständig erfüllte Items für die Diagnose von PS akzeptiert.
Dieser Umstand erklärt möglicherweise auch, warum in der vorliegenden Untersuchung die Prävalenz der unspezifischen/gemischten PS so hoch ist wie die aller

spezifischen (wahrscheinlichen und definitiven) PS zusammengenommen (jeweils 16.8%): Viele dieser Patienten weisen hohe dimensionale Scores auf, die in den Auswertungsanweisungen des IPDE von den Autoren vorgegebene Schwelle für eine spezifische Diagnose wird aber nicht erreicht. Die Senkung der diagnostischen Schwelle (Kap.6.3.1.) hätte bei über der Hälfte (57.1%) der betroffenen 42 Fälle die unspezifische in eine spezifische Diagnose umgewandelt. Es wurde in der vorliegenden (kategorialen) Studie aber aus zwei Gründen darauf verzichtet, die diagnostische Schwelle für spezifische PS zu senken: 1. Die Ergebnisse sollten mit künftigen Arbeiten zum IPDE vergleichbar sein: Da das IPDE von der WHO als Instrument zur Erfassung der PS ausgewählt wurde, sind in den nächsten Jahren entsprechende Studien zu erwarten. 2. Patienten mit unspezifischen PS und Cluster-C-Diagnosen wiesen relativ große Ähnlichkeiten hinsichtlich soziodemographischer Merkmale auf. Sie unterschieden sich hinsichtlich Geschlecht, Alter, Familienstand und Berufstätigkeit weniger gravierend als Cluster-A- und Cluster-B-Patienten von der Vergleichsgruppe Alkoholabhängiger ohne jede komorbide Störung (Kap. 6.2.). Loranger et al. (1994) fanden in der Pilotstudie zum IPDE nur bei 12.5% eine unspezifische/gemischte Persönlichkeitsstörung. Diese wesentlich niedrigere Prävalenzrate ist aber möglicherweise auf die Stichprobenauswahl zurückzuführen: Es wurden nur solche Patienten untersucht, bei denen erfahrene Kliniker eine spezifische PS diagnostiziert oder ausgeschlossen hatten. Girolamo und Reich (1993) griffen das Problem der unspezifischen/gemischten PS in ihrem Überblick über weltweit durchgeführte epidemiologische Studien ebenfalls auf und plädierten für eine dimensionale Auswertung bei entsprechenden Fragestellungen. Dieses Vorgehen ist auch mit dem IPDE möglich und kann in weiteren Studien zu einem differenzierteren Verständnis des Problems beitragen. In analoger Weise konnten Nestadt et al. (1992) z. B. zeigen, daß die Wahrscheinlichkeit einer alohobezogenen Diagnose mit zunehmenden ASP-Score (Antisoziale Persönlichkeitsstörung) fast linear ansteigt. Ähnlich war der Zusammenhang zwischen Generalisierter Angststörung und dimensionalem Score auf der Skala Zwanghafte PS (Compulsive personality disorder).

Unter den Clusterdiagnosen nach DSM-III-R wurden Cluster-B und Cluster-C-Diagnosen (je 7.6%) etwas häufiger vergeben als Cluster-A-Diagnosen (5.2%), wie dies auch in früheren Untersuchungen der Fall war. Die häufigsten spezifischen Diagnosen waren die Selbstunsicheren (7.6%), die Antisozialen (4.4%), die Schizoiden (4.3%) und die Borderline-PS (3.2%). Die relative Häufung der ASP und der Selbstunsicheren PS findet sich auch in den Arbeiten von DeJong et al. (1993) und Smyth (1993), wenn auch auf jeweils unterschiedlichem Gesamtprävalenzniveau. Unter den Cluster-A-Störungen wurden dagegen in diesen Arbeiten vorzugsweise Paranoide PS diagnostiziert. Die auf die Cluster bezogene externe Komorbidität war mit 1.4 und die interne mit 1.2 (Cluster A und B) und 1.3 (Cluster C) geringer als in den Studien von DeJong et al. und Smyth. Dieses Ergebnis ist u.a. auch als Funktion der niedrigeren Gesamtprävalenz zu interpretieren und unterstreicht eine relativ gute Trennschärfe des IPDE (diagnostische Schwelle s.o.).

Insgesamt stellen sich die Prävalenzstudien zu PS unter Alkoholikern einschließlich der vorliegenden Arbeit als wenig konsistent dar. Auch instrumentenbezogene

114 Diskussion

Varianzquellen reichen als Erklärung kaum aus, wenn man berücksichtigt, daß sich die Studien in der Allgemeinbevölkerung trotz unterschiedlicher Einzelergebnisse doch auf einem grob vergleichbaren Prävalenzniveau bewegen (9% bis 18%, siehe Kap. 2.5.). Ein Vergleich standardisierter dimensionaler Scores würde möglicherweise zeigen, daß das Störungsniveau bei Alkoholikern insgesamt höher als in der Allgemeinbevölkerung liegt, so daß ein vergleichsweise hoher Anteil der Alkoholiker die kritische diagnostische "Grauzone" erreicht, an der in den Instrumente in unterschiedlicher Weise eine Fallidentifikation stattfindet oder nicht.

7.3. Psychische Störungen und Persönlichkeitsstörungen

Durch den zweifachen diagnostischen Ansatz war es in dieser Untersuchung erstmals möglich, den Zusammenhang von psychiatrischer Komorbidität (CIDI-Diagnose) und Persönlichkeitsstörungen (IPDE-Diagnose, Achse II in DSM) bei Alkoholabhängigen zu untersuchen. 58.6% der Patienten wurden in einem der beiden oder beiden Instrumenten als Fall identifiziert (Lebenszeitprävalenz), 24.8% ausschließlich im CIDI, 14.8% im IPDE und 18.8% in beiden Instrumenten. Gegenüber der in früheren Studien fast ausschließlich untersuchten psychiatrischen Komorbidität der Achse 1 des DSM erhöhte sich damit der Anteil der psychiatrisch kranken Alkoholabhängigen um weitere 15%. Eine andere Betrachtung macht die Bedeutung der PS in diesem Zusammenhang noch prägnanter: Die Prävalenz der affektiven und Angststörungen war nur noch halb so hoch, wenn Patienten mit PS ausgeschlossen würden (10.8% vs 21.0% und 16.4% vs 28.0%, Kap. 6.3.1.).
Es war davon ausgangen worden, daß Patienten mit PS eine höhere psychiatrische Komorbidität aufweisen als diejenigen ohne. Diese Hypothese (D) ließ sich bestätigen: Während nur 37.3% der Alkoholabhängigen ohne PS eine zusätzliche CIDI-Diagnose erhielten, waren dies bei 45.0% der Patienten mit einer wahrscheinlichen und 65.9% der Patienten mit einer definitiven PS der Fall. Auch die mittlere Anzahl der Diagnosen wies in die gleiche Richtung (0.9, 1.3 und 1.9).

Das relative Risiko, an einer zusätzlichen psychischen Störung zu erkranken, war allerdings auf alle PS bezogen nur mäßig erhöht (Odds Ratio=2.1). Patienten mit spezifischen PS wiesen dagegen ein deutlich höheres Risiko auf, das bei Cluster-A- (OR=3.1) und Cluster-B-Patienten (OR=3.0) dreimal höher war als bei Patienten ohne PS, während es Cluster-C-Patienten (OR=1.9) und Patienten mit unspezifischen PS (OR=1.5) eher gering erhöht war. Bezogen auf spezifische psychiatrische Störungen ergaben sich folgende Besonderheiten:

Diskussion

Cluster A: Spezifische Phobie (OR=4.8)
Cluster B: Dysthymia (OR=3.2)
Panikstörung (OR=3.2)
Dissoziative Störung (OR=3.3)
Cluster C: Soziale Phobie (OR=4.5)
Panikstörung (OR=3.2)
unspezifisch: Dysthymia (OR=3.3)

Die Interpretation dieser Ergebnisse kann aufgrund der schmalen Datenbasis z.T. nur einen sehr vorläufigen hypothetischen Charakter haben. Es erscheint zunächst widersprüchlich, daß spezifische Phobien häufig bei den Cluster-A-Patienten gefunden wurden. Denn in 11 von 13 Fällen waren dies Patienten mit Schizoiden PS, die als emotional wenig einfühlend beschrieben werden. Möglicherweise handelt es sich bei diesen Personen aber um eine sekundär schizoide Entwicklung auf dem Boden einer primär phobischen Grundstruktur.
Dissoziative Symptome wurden von Dunn et al. (1993) bei fast der Häfte Suchtkranker gefunden, andererseits wurden dissoziative Störungen auch bei nicht alkoholabhängigen Patienten mit PS beschrieben (Spitzer et al., 1994). In der vorliegenden Arbeit bei Alkoholikern war dissoziative Störungen besonders häufig nur bei Cluster-B-Patienten, die zur Hälfte (8 von 19) als Borderline-PS diagnostiziert worden waren. Gerade bei dieser Gruppe sind dissoziative Phänomene bekannt (Rhode-Dachser, 1986). Dysthyme Störungen wurden ebenfalls häufig bei Cluster-B-Patienten diagnostiziert, die zur anderen Hälfte (11 von 19) als antisozial eingeordnet worden waren. Bei diesen PS ist ein gehäuftes Auftreten depressiver Erkrankungen bekannt (s. Kap. 2.2.2.1.).
Die Häufung sozialer Phobien bei Cluster-C-Patienten korrespondiert gut mit dem Konzept der entsprechenden Diagnosen: Es handelte sich um Patienten, die in 13 von 19 Fällen als selbstunsicher diagnostiziert worden waren. Die Ängstlichkeit dieser Patienten stellt darüberhinaus möglicherweise auch eine Disposition für die Entwicklung von Panikstörungen dar.

Dulz und Schneider (1994, S.57f) erhoben den Einwand, daß es unsinnig sei, psychische Störungen bei Patienten mit Borderline-Persönlichkeitsstörungen (BPS) zu diagnostizieren, da man eine Fülle von Diagnosen stellen müsse und damit dem Krankheitsbild nicht mehr gerecht werden könne. Dagegen wiesen nur 5 der 8 Patienten mit einer BPS in der vorliegenden Arbeit eine zusätzliche Störung auf, im Mittel nur eine Lebenszeitdiagnose neben der Alkoholabhängigkeit. Auch für die Gesamtgruppe der PS bei Alkoholabhängigen muß den Autoren widersprochen werden. Nach den vorliegenden Ergebnissen war die mittlere Anzahl der CIDI-Diagnosen bei den (CIDI-positiven) 62 Patienten ohne PS höher (2.4) als bei den 47 Patienten mit einer wahrscheinlichen (1.3) oder sicheren (1.9) PS. Daher erscheint es durchaus sinnvoll - und wie weiter unten diskutiert wird auch notwendig - eine psychiatrische Diagnostik auch bei Patienten mit PS durchzuführen.

7.4. Komorbidität und Verlauf der Abhängigkeit

7.4.1. Allgemeine Charakteristika des Verlaufs

Der Verlauf der Abhängigkeit wurde retrospektiv vom ersten Konsum bis zur aktuellen Aufnahme erfaßt. Dabei zeigte sich, daß der Beginn des vermehrten Konsums im Mittel etwa sechs Jahre dem Beginn des regelmäßigen Konsums folgte und offenbar den Zeitpunkt beschreibt, an dem die pathologische Trinkentwicklung einsetzte: Ein mißbräuchliches Konsummuster folgte im Mittel bereits ein halbes Jahr später kurz vor dem 32. Lebensjahr. Zu diesem Zeitpunkt setzte auf der Grundlage des CIDI-Interviews aber bereits die Abhängigkeit ein, die sich nach der eigenen Einschätzung der Probanden erst weitere drei Jahre darauf im 35. Lebensjahr manifestierte. Dies bedeutet, daß die standardisierte und die Selbstbeurteilung zwar hinsichtlich des Stadiums der Erkrankung differierten, nicht aber hinsichtlich der grundsätzlichen chronologischen Einordnung des pathologischen alkoholbezogenen Verhaltens. Diese Beobachtung stimmt gut mit der von Sobell und Sobell (1981) berichteten hohen Validität von Selbstbeurteilungen Alkoholabhängiger überein.

Die in dieser Untersuchung ebenfalls erfaßten Trinkphasen auf der Grundlage des Interviews von Skinner (1979) stimmten bezüglich der mittleren Anzahl (8.9) gut mit früheren Ergebnissen überein (John, 1991), trugen aber in einer Faktorenanalyse nur einen geringen Anteil zur Aufklärung der Gesamtvarianz des Abhängigkeitsverlaufs bei (Kap. 6.4.1.). Zudem konnten sie entgegen der Ausgangshypothese weder zur Differenzierung zwischen Patienten ohne zusätzliche Diagnose und komorbiden Patienten noch zwischen verschiedenen diagnostischen Klassen einen Beitrag leisten.

Fast 40% der nachuntersuchten Patienten waren in den 12 Monaten nach Indexuntersuchung durchgehend abstinent geblieben (liberale Messung ohne Berücksichtigung der nicht nachuntersuchten Probanden). Die quantitativen Angaben zur Anzahl der Trinktage und zur durchschnittlichen täglichen Trinkmenge wiesen eine außerordentlich hohe Varianz auf, die nicht auf den Anteil abstinenter Patienten zurückzuführen war. Diese Varianz bestand auch innerhalb aller soziodemographischen und psychiatrisch-diagnostischen Gruppen, konnte also auch nicht auf komorbide Störungen zurückgeführt werden. Dagegen kann sie partiell als Ausdruck der individuell differierenden und unabhängig von komorbiden Störungen bestehenden Therapieresponse interpretiert werden, zumal die die Varianz der retrospektiven Daten deutlich geringer war. Die hohe Varianz der katamnestischen Ergebnisse führte dazu, daß Mittelwertunterschiede zwischen verschiedenen Teilstichproben bei der statistischen Prüfung kein signifikantes Niveau erreichten. Daher wurde in Kap. 6.5. als Maß für die zentrale Tendenz zusätzlich der Median angegeben, der z.T. erhebliche Gruppenunterschiede ergab.

Leider konnten trotz intensiver Bemühungen nur von 60% der Indexstichprobe Katamnesedaten aus persönlichen Interviews über die gesamten 12 Monate nach der

Entlassung erhoben werden. Die Katamnesestichprobe unterschied sich allerdings nur durch ein drei Jahre höheres Alter von der Grundgesamtheit. Für die komorbiden diagnostischen Hauptgruppen war sie repräsentativ.

7.4.2. Verlauf der diagnostischen Hauptgruppen

Die durch den zweifachen diagnostischen Ansatz gegebene Möglichkeit, die psychiatrische Komorbidität der Probanden hinsichtlich der Diagnose einer Persönlichkeitsstörung zu differenzieren, ergab eines der wichtigsten Ergebnisse dieser Arbeit: Es zeigte sich nämlich, daß sich der Verlauf und die Schwere der Alkoholabhängigkeit bei psychiatrisch im CIDI-Interview diagnostizierten Patienten ohne PS praktisch nicht von dem Verlauf bei Patienten ohne jede zusätzliche Störung unterscheidet. Dieses Ergebnis gilt für alle retro- und prospektiv erhobenen alkoholbezogenen Parameter: Zeitlicher Ablauf der Abhängigkeitsentwicklung, Konsumhäufigkeit und -menge vor Aufnahme und nach Entlassung, Ausmaß der Entzugssymptomatik, somatische Folgeerkrankungen, negative soziale Folgen und Inanspruchnahme suchtbezogener Therapien und sonstiger Hilfsangebote (Kap. 6.4.2. und 6.5.2.). Damit wird den Ergebnissen früherer Arbeiten, in denen genau dort andere Ergebnisse, also retro- oder prospektive Verlaufsunterschiede berichtet wurden, widersprochen (Rounsaville et al., 1987; Powell et al., 1992, siehe Kap. 2.1.). Auch die Bedeutung des allgemeinen psychopathologischen Schweregrades als ungünstiger Einflußfaktor für den Abhängigkeitsverlauf (McLellan et al., 1983; Powell et al., 1992) kann dann nicht uneingeschränkt gelten.

Die Erklärung für diesen Widerspruch liegt in dem zweiten Ergebnis: Patienten mit PS zeigten nämlich einen ungünstigeren Abhängigkeitsverlauf als die beiden anderen Gruppen, gleich ob sie eine zusätzliche psychiatrische Störung (CIDI-Diagnose) aufweisen oder nicht: Dies zeigte sich retrospektiv durch eine schnellere Abhängigkeitsentwicklung, höhere Trinkmengen, mehr Entzugssymptome und Folgen des Alkoholismus, einen längeren Abhängigkeitsverlauf bis zur aktuellen Aufnahme (wenn keine zusätzlichen psychiatrischen Störungen bestanden) und prospektiv an häufigerem Trinken und höheren Konsummengen. Demnach ist die Persönlichkeitspathologie der entscheidende Einflußfaktor und die Ergebnisse in der Literatur sind auf den Anteil von persönlichkeitsgestörten Patienten zurückzuführen, deren Anteil dort aber nicht bestimmt worden war. Damit wird auch die Bedeutung der allgemeinen Psychopathologie klarer, die ja meist dimensional als Symptomscore erfaßt wird: Da Patienten mit Persönlichkeitsstörungen häufig eine Fülle unterschiedlicher Symptome (unterhalb der Schwelle für spezifische psychiatrische Diagnosen) aufweisen, erreichen sie hohe Scores und beeinflussen in solchen Studien das Gesamtergebnis.

7.4.3. Verlauf bei spezifischen diagnostischen Gruppen

Affektive und Angststörungen

Nach den oben diskutierten Befunden war es notwendig, den Verlauf nur bei solchen Patienten mit affektiven und Angststörungen zu untersuchen, die nicht gleichzeitig eine PS aufwiesen und tatsächlich nur zu einer der beiden diagnostischen Gruppen gehörten. Dadurch reduzierte sich zwar der Umfang der Teilstichproben insbesondere in der prospektiven Untersuchung, aber nur so war es möglich, spezifische Zusammenhänge bzw. Effekte zu überprüfen. Tatsächlich zeigte sich, daß Abhängigkeitsverlauf und -schwere bis auf eine Ausnahme weder zwischen den depressiven und Angstpatienten noch zwischen diesen und der Gruppe ohne zusätzliche Diagnose differierten. Die Ausnahme bezieht sich auf die Patienten mit depressiven Störungen: Sie wiesen einen etwas häufigeren Konsum in mehr Trinkphasen und mit einer etwas höheren Trinkmenge auf als die anderen beiden Gruppen. Außerdem besuchten sie nach der Entlassung häufiger eine Selbsthilfegruppe (87.5% vs 45.0% und 46.9%).

Die Patienten mit affektiven Störungen zeigten auch Besonderheiten des depressionsbezogenen Inanspruchnahmeverhaltens im Katamnesenzeitraum: Sie hatten sich häufiger (50%) an Nervenärzte gewandt und häufiger eine Psychotherapie aufgesucht (62.5%). Dieses Ergebnis fügt sich nahtlos in frühere Berichte ein, nach denen eine Depression bei Alkoholismus mit häufigeren nicht suchtbezogenen psychiatrischen Hospitalisationen verknüpft ist (Powell et al., 1992). Grundsätzlich legen die Ergebnisse dieser Studie und der Literatur die Annahme nahe, daß sich der Krankheitsverlauf behandelter Patienten mit depressiven Störungen und Alkoholismus überwiegend durch depressionsbezogene Merkmale von dem Verlauf bei Alkoholikern ohne Komorbidität abhebt (Weissman et al., 1977; O'Sullivan et al., 1983; O'Sullivan et al., 1988; Booth et al., 1991; Brown et al., 1995). Dies trifft offenbar besonders dann zu, wenn die Depression die primäre Störung darstellt (Lehman et al., 1993).

Primäre und sekundäre Störungen

Weder der retrospektive noch prospektive Verlauf der Abhängigkeit noch das Inanspruchnahmeverhalten der Patienten nach der Entlassung wies besondere Unterschiede zwischen Patienten mit primären oder sekundären Störungen der verschiedenen diagnostischen Klassen auf. Ein ähnliches Ergebnis ergab die Studie von Powell et al.(1987) für depressive Störungen. Kritisch muß allerdings eingewandt werden, daß beide Studien bei Alkoholikern in einem weit fortgeschrittenen Stadium der Abhängigkeit durchgeführt wurden. Es ist daher nicht auszuschließen, daß bei Beginn der Suchterkrankung durchaus Unterschiede bestehen, die sich später zunehmend verwischen.

Persönlichkeitsstörungen

Die Prävalenz spezifischer Persönlichkeitsstörungen war in dieser Untersuchung so niedrig, daß der Verlauf auf der Ebene der Cluster untersucht wurde (Kap. 6.4.5. und 6.5.5.). Dabei zeigte sich, daß der oben bereits diskutierte ungünstige Verlauf der Abhängigkeit bei PS nicht für Patienten mit einer Cluster-C-Diagnose gilt. Diese Gruppe zeigte in keinem der untersuchten retrospektiven Merkmale einen Unterschied zu Patienten ohne zusätzliche Diagnose, wenn man davon absieht, daß es sogar erst in einem höheren Alter zu einem ersten Rausch kam. Im Nachuntersuchungzeitraum hatten sie allerdings häufiger und mehr Alkohol konsumiert als die ausschließlich Alkoholabhängigen. DeJong et al. (1993) fanden einen günstigeren Verlauf nur bei weiblichen Cluster-C-Patienten als bei anderen PS. In der vorliegenden Untersuchung waren dagegen 73.2% dieser Gruppe männlich. Diese Patienten mit Selbstunsicheren und Abhängigen PS wiesen auch günstigere soziodemographische Merkmale auf (häufigere Berufstätigkeit [42.1%], häufigere Partnerschaft [47.4%]). Insgesamt stellen sich die Cluster-C-Patienten als eher unauffällig dar. Cluster-A-, Cluster-B- und die Patienten mit unspezifischen/gemischten PS wiesen demgegenüber eine wesentlich ungünstigere, schnellere und mit mehr negativen Folgen behaftete Abhängigkeitsentwicklung auf, während die Unterschiede zwischen diesen Clustern nur einzelne Merkmale betrafen und ein geringeres Ausmaß annahmen. So hatte der vermehrte Alkoholkonsum bei den überwiegend schizoiden Cluster-A-Patienten zwar in einem besonders frühern Alter (21.2 Jahre) eingesetzt, die Entwicklung verlief dann aber protrahierter als bei den anderen Patienten mit PS, sodaß letztlich ein sehr langer Zeitraum von durchschnittlich 17.5 Jahren bis zur aktuellen Aufnahme vergangen war. Antisoziale und Borderline Cluster-B-Patienten wiesen sowohl retrospektiv in dem halben Jahr vor Aufnahme als auch prospektiv einen häufigeren Konsum und höhere Trinkmengen auf als Patienten mit anderen PS. Abgesehen davon war der Verlauf und das Inanspruchnahme aber nicht durch so viele Besonderheiten gekennzeichnet, wie es frühere Studien nahelegten, in denen denen ausschließlich Antisoziale PS untersucht wurden (Kap. 2.2.2.1).

Zusammenfassend scheint der ungünstigere Verlauf bei Patienten mit PS (außer Cluster C) mit Merkmalen der Persönlichkeitspathologie selbst assoziiert zu sein, die aus der kognitiv-behavioralen Perspektive als erstarrte dysfunktionale Muster bzw. aus der psychodynamischen Perspektive als unreife Abwehrmechanismen beschrieben werden. So fanden Vaillant und Drake (1985) verschiedene unreife Abwehrmechanismen bei zwei Dritteln der untersuchten Männer mit unterschiedlichen PS.

7.5. Suizidalität bei Alkoholismus

7.5.1. Prävalenz und Risikogruppen

Die aus der Literatur bekannte hohe Suizidprävalenz (Jaffe und Ciraulo, 1986; Murphy und Wetztel, 1990) korrespondiert gut mit der in der vorliegenden Untersuchung gefundenen hohe Prävalenz von Suizidversuchen (Hypothese H). 29.2% der Probanden berichteten über einen oder mehrere Suizidversuche in der Vorgeschichte. Ein Jahr nach der Indexuntersuchung hatten 21 (14.1%) Patienten ein- oder mehrfach Suizidgedanken entwickelt, 12 (8.1%) hatten einen Suizidversuch unternommen und eine Patientin war durch Suizid verstorben. Allgemein geht man in der Suizidologie von 10-20 Suizidversuchen pro einem vollendeten Suizid aus (ca. 20/100.000 Einwohner und Jahr; Reimer und Arentewicz, 1993; Dilling und Reimer, 1995). Für die Allgemeinbevölkerung beträgt die Prävalenz für Suizidversuche entsprechend 200-400/100.000 Einwohner und Jahr. Das Suizidversuchsrisiko bei den untersuchten Alkoholabhängigen war damit in dem Jahr nach Entlassung um das 21.9- bis 43.8fache erhöht (Odds Ratios), das Suizidrisiko um das 33.6fache. Diese Ergebnisse korrespondieren gut miteinander, liegen aber tendenziell niedriger als das von Murphy und Wetzel (1990) in ihrer Metaanalyse berichtete 60-120fach erhöhte Lebenszeitsuizidrisiko bei Alkoholkranken.

Erstmals konnten durch den breiten diagnostischen Ansatz verschiedene Risikogruppen unter den Alkoholabhängigen nachgewiesen werden. Jeder 10. Patient ohne zusätzliche Lebenszeitdiagnose im CIDI-Interview berichtete über einen Suizidversuch in der Vorgeschichte (10.6%) und Suizidgedanken (9.4%) in den 12 Monaten nach Entlassung. Immerhin 6.3% dieser Patienten hatten einen Suizidversuch im Nachuntersuchungszeitraum unternommen. Die Differenzierung in Gruppen mit psychischen und Persönlichkeitsstörungen ergab, daß Alkoholabhängige mit einer ausschließlichen Persönlichkeitsstörung ein nur gering erhöhtes Risiko für suizidale Ereignisse aufwiesen, während dies für Patienten mit komorbiden psychiatrischen (CIDI) Lebenszeitdiagnosen in Bezug auf die Suizidversuchsanamnese durchaus der Fall war (Tab. 7.5.1).
Die erste Hochrisikogruppe stellten aber die Patienten dar, bei denen eine Störung aus beiden Bereichen diagnostiziert wurde. Ihr Risiko eines Suizidversuchs in der Vorgeschichte war um das 12.5-fache und das Risiko der Entwicklung von suizidalen Impulsen in dem Jahr nach Entlassung war um das 6.9-fache erhöht.
Mehrere Autoren haben die hohe Prävalenz depressiver Erkrankungen bei alkoholabhängigen Patienten beschrieben, die sich später suizidierten (Beskow, 1979; Murphy et al., 1979). Biro et al. (1991) fanden einen ähnlichen Zusammenhang bei Suizidversuchen Alkoholabhängiger. In der vorliegenden Untersuchung konnten diese Ergebnisse für die Suizidversuchsrate in der Vorgeschichte (44.0%), Suizidgedanken im Katamnesezeitraum (35.7%) und Suizidversuche im Katamnesezeitraum (50.0%) bestätigt werden.

Tabelle 7.5.1: Relatives Risiko (Odds Ratio) für Suizidalität bei verschiedenen diagnostischen Gruppen im Vergleich zu Alkoholabhängigen ohne Komorbidität

Lebenszeitdiagnose	Suizidversuch Vorgeschichte	Suizidgedanken Katamnese	Suizidversuch Katamnese
Diagnostische Hauptgruppen			
CIDI-Diagnose	6.5	1.7	0.4
IPDE-Diagnose	2.0	1.1	-
beide	12.5	6.9	-
Psychische Störungen (CIDI)			
Depressive Störung	6.6	5.4	3.2
Angststörung	6.7	-	-
beide	17.9	10.9	-
Persönlichkeitsstörungen			
Cluster A	1.2	-	-
Cluster B	3.8	9.7	-
Cluster C	5.3	1.4	-
unspezifisch	6.3	5.5	2.4
Suizidversuche in der Vorgeschichte		5.3	5.0

Diskussion

Interessanterweise waren auch Patienten mit zusätzlichen Angststörungen und ohne Depression in ähnlichem Ausmaß betroffen - allerdings nur bezogen auf ihre Vorgeschichte (Suizidversuch bei 44.2%). Keiner von diesen Patienten berichtete suizidale Ereignisse aus dem Nachuntersuchungszeitraum. Diese zunächst widersprüchlich erscheinenden Ergebnisse sind möglicherweise auf drei Faktoren zurückzuführen: 1. Die früheren Suizidversuche könnten im Zusammenhang mit kurzdauernden Krisen geschehen sein, z.B. im Rahmen depressiver Reaktionen auf belastende Lebensereignisse. Wegen ihrer Kürze entziehen sich diese Episoden aber der (retrospektiven) Diagnostik. 2. Im Rahmen der Entzugsbehandlung wurde ein besonderer Augenmerk auf die Anbahnung einer poststationären therapeutischen Anbindung gelegt. Da Angstpatienten häufig eine enge therapeutische Bindung eingehen, wirkt diese ausreichend suizidpräventiv. 3. Mittelwert und Median der durchschnittlichen Trinkmenge waren bei Angstpatienten niedriger als bei depressiven Patienten (Kap.6.5.3.), sodaß alkoholbezogene Belastungen nach der Entlassung wahrscheinlich seltener sind. Auch dieser Faktor könnte suizidpräventiv wirken.

Die zweite Hochrisikogruppe stellen aber die Patienten mit depressiven und Angststörungen dar. 67.9% dieser Gruppe hatten zum Zeitpunkt der Indexuntersuchung einen Suizidversuch hinter sich (17.9fach erhöhtes Risiko im Vergleich zu Patienten ohne Diagnose). Bei 52.9% hatten sich nach Entlassung Suizidimpulse eingestellt (10.9faches Risiko). Diese Ergebnisse stimmen gut mit den Beobachtungen von Suominen et al. (1996) und Cheng (1995) überein, der in einer Fallkontrollstudie als häufigstes komorbides Muster die Kombination depressiver und substanzbezogener Störungen fand.

Als dritte Hochrisikogruppe wurden Patienten mit Persönlichkeitsstörungen identifiziert (Tab. 7.5.1), wenn alle betroffenen - also mit und ohne weitere psychiatrische Diagnose (s.o.) - eingeschlossen werden. Für Kliniker ist dieses Ergebnis insofern von Bedeutung, als die "lärmende" Symptomatik mancher Persönlichkeitsstörungen, die häufigen Interaktionsprobleme mit den Betroffenen und negative Gegenübertragungen der Therapeuten die Diagnose zusätzlicher psychiatrischer Erkrankungen erschweren. Eine Häufung von Suizidversuchen bei jungen Alkoholikerinnen mit PS wurde wiederholt beobachtet (Goodwin, 1982; Links et al. 1995). Damit übereinstimmend waren in der vorliegenden Untersuchung drei der acht Patienten mit einem Suizidversuch nach Entlassung relativ junge Frauen (Alter zwischen 31 und 42 Jahren), bei denen eine PS und eine depressive Störung diagnostiziert worden war. Patienten mit Cluster-B-Störungen hatten häufig einen Suizidversuch in der Vorgeschichte unternommen (30.8%, OR=3.8) und waren im Nachuntersuchungszeitraum durch Suizidgedanken besonders häufig beeinträchtigt (50.0%, OR=9.7). Bei diesen Patienten war überwiegend eine Borderline-PS oder eine Antisoziale PS diagnostiziert worden (Kap 6.3.). Auch Whitters et al. (1985) und Whitters et al. (1987) berichteten über einen Suizidversuch in der Vorgeschichte bei ca. 28% der antisozialen Alkoholkranken, sodaß diese Ergebnisse als recht sicher gelten können. Darüberhinaus waren in der vorliegenden Untersuchung aber auch Patienten mit Cluster-C-PS und mit unspezifischen/gemischten PS durch ein hohes Ausmaß von früheren Suizidversuchen belastet (38.5% und 42.9%). Die letzteren berichteten häufig über suizidale Impulse im Katamnesenzeitraum (36.4%, OR=5.5). Lediglich

Cluster-A-Patienten, die überwiegend als schizoid diagnostiziert worden waren, zeigten keine besondere Häufung suizidaler Ereignisse, weder in der Vorgeschichte noch im Nachuntersuchungszeitraum. Dies mag am ehesten auf die typische Eigenschaft schizoider Patienten zurückzuführen zu sein, nur reduziert eigene (und fremde) Affekte wahrnehmen bzw. erleben zu können und entsprechend seltener suizidale Impulse zu empfinden, obwohl die externe Komorbidität mit depressiven und Angststörungen bei diesen Patienten nicht geringer war als bei Patienten mit anderen PS (Kap. 6.3.).

Die vierte Hochrisikogruppe für suizidale Ereignisse im Nachuntersuchungszeitraum stellten Patienten mit Suizidversuch in der Anamnese dar. Dieser Befund ist aus der Suizidologie bekannt (Ahrens, 1995).

7.5.2. Suizidalität und Abhängigkeitsverlauf

In der vorliegenden Studie wurde erstmals untersucht, ob Suizidalität und Abhängigkeitsverlauf jenseits der psychiatrisch-nosologischen Einordnung einen Zusammenhang aufweisen (Hypothese H). Diese Frage ist insbesondere deshalb wichtig, weil gezeigt werden konnte, daß kaum ein Zusammenhang primärer und sekundärer affektiver Störungen mit dem Verlauf des Alkoholismus besteht (Kap. 6.4.3. und 6.5.3.). Patienten mit Suizidversuchen in der Vorgeschichte wiesen tatsächlich auf mehreren Ebenen einen ungünstigeren Verlauf der Abhängigkeit auf als Patienten ohne entsprechende Anamnese: Der erste Konsum fand nicht nur in einem etwas jüngeren Alter statt, sie entwickelten auch früher ein mißbräuchliches und abhängiges Trinkmuster, hatten in dem halben Jahr vor der Aufnahme durchschnittlich erheblich mehr Alkohol konsumiert und berichteten über mehr Entzugssymptome und somatische Folgen. Auch in den 12 Monaten nach der Entlassung hatten diese Patienten häufiger und mehr Alkohol getrunken als die Vergleichsgruppe und waren (wenn auch nicht signifikant) seltener abstinent geblieben (27.5% vs 40.4%). Dieselben Beobachtungen konnte bei Patienten mit suizidalen Impulsen im Nachuntersuchungszeitraum gemacht werden.

Korrespondierend zu dem rascheren und schwereren Verlauf waren Patienten mit Suizidversuchen in der Vorgeschichte zum Zeitpunkt der ersten Entgiftungsbehandlung im Mittel 4 Jahre jünger als Patienten ohne Suizidversuch. Nach der Entlassung nahmen sie aber leider nicht häufiger psychiatrisch-psychotherapeutische oder suchtspezifische Hilfsangebote wahr. Lediglich die Patienten mit (erneuten) Suizidgedanken begaben sich häufiger in eine erneute stationäre Entzugsbehandlung.

Die Frage, ob - im Sinne der Selbstmedikationshypothese - Suizidalität als Ausdruck depressiver Dekompensation die Abhängigkeit (u.a.) ausgelöst hat bzw. den Verlauf ungünstig beeinflußt oder umgekehrt der rasche Verlauf und die Schwere des Alkoholismus bei disponierten Personen zu Suizidalität führt, kann anhand der vorliegenden Daten nicht global für alle betroffenen Patienten beantwortet werden. Lediglich bei dem einen Viertel (27.9%), die ihren (ersten) Suizidversuch bereits

124 Diskussion

vor Beginn des vermehrten Trinkens unternommen hatten, kann angenommen werden, daß die depressive Psychopathologie einen (von mehreren) Einflußfaktoren für die Entwicklung und/oder Aufrechterhaltung des Alkoholismus ausübte. Ein Drittel (36.5%) hatte den Suizidversuch innerhalb von zwei Jahren vor oder nach Beginn des vermehrten Trinkens unternommen. Bei dieser Gruppe liegt die Annahme nahe, daß sowohl suizidale Ereignisse als auch der Beginn des Alkoholismus in einen kritischen Lebensabschnitt fielen. Ergebnisse aus der Lebensereignisforschung unterstützen diese Annahme. So fanden Gorman und Peters (1990) in einer methodisch gut abgesicherten Untersuchung hochsignifikant mehr schwere Lebensereignisse in dem Jahr vor Beginn des Alkoholismus als bei einer parallelisierten Vergleichsgruppe Gesunder. Bei einem weiteren Drittel (32.4%) der Lübecker Patienten lag der Zeitpunkt des Suizidversuchs mehr als fünf Jahre nach dem Beginn des vermehrten Trinkens. Bei dieser Gruppe ist anzunehmen, daß der Alkoholismus bzw. die Folgen einen direkten Einfluß auf die Entwicklung der Suizidalität hatten. Diese Annahme wird auch dadurch unterstützt, daß sich die Patienten mit Suizidgedanken in den 12 Monaten nach Entlassung häufiger einer erneuten stationären Entzugsbehandlung unterzogen hatten.

Weiteren Forschungen muß überlassen bleiben, diese Annahmen zu präzisieren und zu überprüfen. Mit Sicherheit kann derzeit aber davon ausgegangen werden, daß Suizidversuche häufiger in früheren Stadien der Abhängigkeitsentwicklung vorkommen als vollendete Suizide, die meist erst spät (nach durchschnittlich 20 Jahren) beobachtet werden (Murphy und Wetzel, 1990).

7.5.3. Ein Risikofaktormodell für Suizidalität bei Alkoholismus

In bisherigen Erklärungansätzen zur Entstehung suizidaler Prozesse bei Alkoholismus wurde der Abhängigkeitserkrankung und ihren direkten Folgen selbst eine, wenn nicht gar die entscheidene kausale Rolle zugewiesen (Stoetzer et al., 1988). Die Ergebnisse der vorliegenden Studie unterstützen dagegen eher ein Risikofaktormodell (Abb.8), in dem dem Alkoholismus selbst eher eine mäßige und modifizierende Bedeutung zukommt. So ist er einerseits mit dem erhöhten Auftreten belastender Lebensereignisse und interpersoneller Konflikte assoziiert und erhöht die Wahrscheinlichkeit der Umsetzung suizidaler Impulse in manifeste Suizidhandlungen unter Alkoholeinfluß (Cornelius et al., 1996; Driessen et al., 1998[b]). Hauptrisikofaktoren für die Entwicklung suizidaler Impulse und suizidalen Verhaltens sind demnach aber primäre oder sekundäre komorbide psychische Störungen (der Achse I im DSM-System), insbesondere depressive und/oder Angststörungen (siehe auch Malone et al., 1995; Roy 1996). Sind solche Störungen mit PS vergesellschaftet, erhöht sich das Risiko weiter. Möglicherweise spielt dabei ein extrem erhöhtes Auftreten (selbst herbeigeführter) negativer Lebensereignisse eine entscheidende Rolle (Heikkinen et al., 1997). Komorbide PS alleine scheinen das Risiko für Suizidalität degegen nur leicht zu erhöhen. Neben den direkten Auswirkungen, die die genannten Faktoren auf die Entstehung suizidaler Prozesse haben, sind in einem solchen Modell auch gegenseitige Interdependenzen zu berücksichtigen: So kann z.B. die Besserung des pathologischen Alkoholkonsum auch zu einer Besserung einer Angstsymptomatik führen und auf diese Weise indirekt das Risiko von Suizidalität reduzieren.

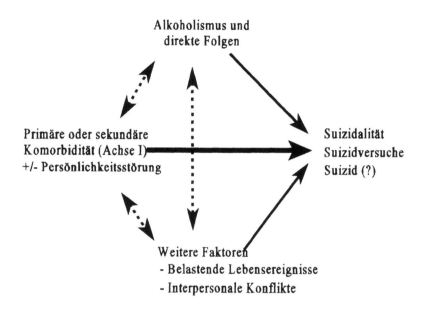

Abb. 8: Risikofaktormodell für Suizidalität bei Alkoholismus

7.6. Typ A und Typ B Alkoholismus und Komorbidität

Eine Forschungsrichtung, die auf einen pathogenetischen Zusammenhang zwischen Persönlichkeit und Alkoholismus verweist, entwickelte sich aus den Ergebnissen einer Register-Studie der Arbeitsgruppe um Cloninger (Cloninger et al., 1981; repliziert durch Sigvardsson et al., 1996). Die Autoren fanden zwei Typen von Alkoholkranken, von denen sich der seltenere Typ 2 durch einen frühen Beginn und eine hohe familiäre Belastung auszeichnete. Die Söhne von Vätern, die sowohl alkoholabhängig als auch antisozial waren, wiesen ein neunfach erhöhtes Risiko gegenüber der Allgemeinbevölkerung auf, an Alkoholismus zu erkranken, während dieses Risiko für die Gesamtgruppe der Kinder alkoholabhängiger Eltern "nur" um das drei- bis vierfache erhöht ist. Dieses viel beachtete Modell konnte allerdings nicht in allen klinischen Studien bestätigt werden (v Knorring et al., 1987; Nordström u. Berglund, 1987; Irwin et al., 1990; Nixon und Parsons, 1990; Babor et al., 1992; Litt et al., 1992; Anthenelli et al., 1994; Schuckit et al., 1995). In klinischen Studien werden die beiden Typen häufiger als Typ A (entspricht am ehesten Typ 1) und Typ B (entspricht am ehesten Typ 2) unterschieden. Anhand der Daten der hier diskutierten Untersuchung konnten wir die beiden Typen clusteranalytisch sehr gut identifizieren und folgende hochsignifikante Unterschiede finden: Typ B Patienten waren überwiegend aber nicht ausschließlich männlich, jünger, lebten seltener in einer Partnerschaft und waren häufiger arbeitslos (Driessen et al., 1998[a]). Sie waren häufiger durch einen Alkoholismus des Vaters und/oder der Mutter vorbelastet, wiesen eine früher einsetzende, rascher verlaufende, schwerere und mit mehr negativen Folgen behaftete Alkoholabhängigkeit und häufiger einen Kontrollverlust auf als Typ A Patienten. Typ B Alkoholabhängige berichteten auch häufiger über Verurteilungen und Haftstrafen. Zwischenzeitlich konnten McGue et al. (1997) diese Ergebnisse im wesentlichen bestätigen (ebenfalls mittels Clusteranalyse). Einen Überblick über wesentliche Befunde zu den Typen 1/A versus 2/B gibt Tab.7.6.

Unter dem Aspekt der Komorbidität ergaben sich einige wesentliche Ergebnisse: Während die Hälfte der Typ A Patienten keine komorbiden psychische Störungen aufwiesen, war dies bei Typ B nur zu einem Viertel der Fall. Etwa ein Viertel der Patienten war in beiden Gruppen von einer psychischen Störung der Achse I (ohne gleichzeitige PS) betroffen, während die Hälfte der Typ B Patienten aber nur 22% der Typ A Patienten eine PS aufwies.
Sowohl die kategorial-diagnostische als auch die dimensionale Auswertung der Persönlichkeitspathologie ergab, daß die Pathologie des Clusters B (antisozial, Borderline, histrionisch, narzißtisch) (siehe auch Morgenstern et al., 1997) und z.T. der Cluster A (schizoid, schizotyp) und C (passiv-aggressiv) mit dem Typ B Alkoholismus assoziiert war. Allerdings zeigte sich auch, daß die Persönlichkeitspathologie selbst nur bedingt zur Aufklärung der Varianz beiträgt (72% korrekte Reklassifizierung mittels Diskriminanzanalyse)

Tabelle 7.6. Überblick über Befunde bei Typ 1/2 und Typ A/B Alkoholismus

	Cloninger et al. (1981) Sigvardsson et al. (1996)		Babor et al. (1992) Schuckit et al. (1995)		Driessen et al. (1998)[a]	
	Typ 1	Typ 2	Typ A	Typ B	Typ A/1	Typ A/2
Geschlecht	beide	nur m	beide	beide	beide	m > w
Genetische und Umwelteinflüsse	beide	genetisch	-	-	-	-
Alkoholismus des Vaters (%)	46[1]	73[1]	Scores ⇓	Scores ⇑	22	40
Alter bei Untersuchung (Jahre)	Registerdaten		>40	<40	>40	<40
Kriminalität (% inhaftiert)	Scores ⇓[2]	Scores ⇑[2]	-	-	11	31
Biologische Besonderheiten	MAO[3,4] unauffällig	Serotonin⇓[6] MAO⇓[3-5] 5-HIAA ⇓[7]	-	-	-	-
Alter bei 1. pathologischem Konsum	>25	<25	>25	<25	>30	<30
Verlauf bis zur Abhängigkeit	-	-	-	-	lang	kurz
Schwere des Alkoholismus	⇓ or ⇑ gleich?[8]	moderat gleich?[8]	niedrig	hoch	niedrig	hoch
Soziale und medizinische Folgen	-	-	gering	ausgeprägt	gering	ausgeprägt
Erste Behandlung	-	-	spät	früh	spät	früh
Trinkmenge	-	-	niedrig	hoch	niedrig	hoch
Kontrollverlust	selten	häufig	kein Unterschied		selten	häufig

Diskussion 127

128 Diskussion

Fortsetzung Tabelle 7.6

	Cloninger et al. (1981) Sigvardsson et al. (1996)		Babor et al. (1992) Schuckit et al. (1995)		Driessen et al. (1998[a])	
	Typ 1	Typ 2	Typ A	Typ B	Typ A/1	Typ A/2
Verlauf	Häufig Abstinenz[8-10]	Häufig atypischer Mißbrauch[8-10]	45% Rückfall weniger Probleme	64% Rückfall mehr Probleme (M)	-	
Keine Komorbidität	-	-	-	-	52%	26%
Psychische Störung (nurAchse I)	-	-	-	-	26%	21%
Persönlichkeitsstörung	37%[1]	61%[1]	-	-	22%	53%
Antisoziale PS			m13% w4%	m38% w23%	1%	9%
Aktuelle psychische Symptome						
Depression	34%[1]	53%[1]	gering	ausgeprägt	-	-
Angst	gering[2]	ausgeprägt[2]	gering	ausgeprägt	-	-
Aggression	gering[1-2]	ausgeprägt[1-2]	-	-	-	-
Aggressionshemmung	ausgeprägt[2]	gering[2]	-	-	-	-
Persönlichkeitsmerkmale						
Schizoid, schizotyp	-	-	-	-	-	-
Antisozial	-	-	-	-	-	-
Borderline, histrionisch, narz.	-	-	gering	high	gering	high
Passiv-aggressiv	-	-	-	-	gering	high
Novelty (sensation) seeking	gering/gleich? hoch/gleich? hoch/gleich? (9,11/2,12)	hoch/gleich? gering/gleich? gering/gleich? (9,11/2,12)	konservativ - gruppenabhängig /gleich	experimentierfreudig - selbstgenügsam / gleich	gering gering	high high
Harm avoidance					gering	high
Reward dependence					-	-

Legende zu Tab. 7.6.
1. Buydens-Branchey et al. (1989.I)
2. von Knorring L et al. (1987)
3. von Knorring A et al. (1985)
4. nicht zeitstabil bei Anthenelli et al. (1995)
5. Devon et al. (1994)
6. Buydens-Branchey et al. (1989.II)
7. 5-Hydroxyindolessigsäure im Liquor; Fils-Aime et al. (1996)
8. Irwin et al. (1990)
9. Nordstroem et al. (1987)
10. von Knorring L et al. (1985)
11. Schuckit et al. (1990)
12. Yoshino et al. (1994)

8. Zusammenfassung und Ausblick

In der vorliegenden Arbeit werden die psychiatrische Komorbidität einschließlich der Persönlichkeitsstörungen bei Alkoholabhängigen und ihr Zusammenhang mit dem Verlauf des Alkoholismus untersucht. Unter dem Begriff der Komorbidität werden dabei alle psychischen Störungen verstanden, die bei einer Person im Laufe ihres Lebens neben der Suchterkrankung aufgetreten sind (sukzessive und simultane Komorbidität). In klinisch-psychiatrischen Studien in den USA und Kanada wurden im Mittel bei 69% der untersuchten Alkoholiker komorbide psychiatrische Lebenszeitdiagnosen aufgrund standardisierter Interviewverfahren gefunden. In der Allgemeinbevölkerung und in (europäischen) Allgemeinkrankenhäusern waren diese Raten dagegen deutlich niedriger. Die hohen Komorbiditätsraten in amerikanischen Studien waren vermutlich nicht nur auf den Einschluß Antisozialer Persönlichkeitsstörungen (Achse-II-Diagnose im DSM-System) sondern auch auf den häufig nicht eindeutig definierten Anteil polyvalenter Mißbraucher und Abhängiger zurückzuführen. Affektive und Angststörungen stellten in der Literatur übereinstimmend die häufigsten diagnostischen Gruppen komorbider Störungen dar. Zur Frage des primären und sekundären Alkoholismus sind die Ergebnisse widersprüchlich. Die Prävalenz von Persönlichkeitsstörungen bei Alkoholismus wurde nur vereinzelt untersucht, ohne daß sich hier eine gute Übereinstimmung ergab.

Folgende übergreifende *Hypothesen* wurden in der vorliegenden Arbeit empirisch überprüft: 1. Lebenszeit- und Aktualprävalenz komorbider psychischer Erkrankungen sind unter hospitalisierten Alkoholabhängigen häufiger als in der Allgemeinbevölkerung aber deutlich seltener als bei polyvalent Abhängigen. 2. Die Persönlichkeitsstörungen sind bei reinen Alkoholikern häufiger als in der Allgemeinbevölkerung; sie sind aber seltener, als es frühere Untersuchungen nahelegen. 3. Alkoholkranke mit komorbiden psychischen Störungen weisen eine frühere und schnellere Entwicklung zum Alkoholismus und einen ungünstigeren Verlauf der Abhängigkeit auf. 4. Vollendete Suizide, Suizidversuche und Suizidimpulse sind bei Alkoholabhängigen wesentlich häufiger als in der Allgemeinbevölkerung; sie sind mit verschiedenen psychischen Störungen assoziiert.

Die Untersuchung wurde in drei Teilschritten vorgenommen: 1. Die Lebenszeit- und Aktualprävalenz psychischer Störungen nach ICD-10 wurde mit dem Composite

International Diagnostic Interview (CIDI) und die Prävalenz der Persönlichkeitsstörungen nach DSM-III-R mit dem International Personality Disorder Examination (IPDE) erhoben. Daneben wurden klinische Diagnosen nach ICD-10 gestellt. 2. Der bisherige Abhängigkeitsverlauf, frühere Behandlungen und Folgen des Alkoholismus wurden ebenfalls durch zwei standardisierte Interviewverfahren erfaßt (Dokumentationsstandards der Deutschen Gesellschaft für Suchtforschung und Suchttherapie und Trinkphaseninterview von Skinner). 3. In Katamneseuntersuchungen nach 6 und 12 Monaten wurden der Verlauf der Abhängigkeit, die Inanspruchnahme von Hilfsangeboten und neuaufgetretene Suizidalität erfaßt (modifizierte Interviews wie unter 2.).

Nach abgeschlossener Entgiftung wurden 250 alkoholabhängige Patienten untersucht, die konsekutiv zu einer stationären Entzugsbehandlung aufgenommen worden waren, und bei denen keine zusätzliche substanzbezogene Störung bestand. Die Stichprobe repräsentiert eine typische Klientel psychiatrischer Akutkliniken mit einer ausgeprägten somatischen Morbidität ($\geq$ 1 Diagnose bei 72.3%), einer hohen Rate von Arbeitslosen (59.2%) und einer niedrigen Rate fester Partnerschaften (46.4%). 149 Patienten konnten nach 6 wie auch nach 12 Monaten persönlich nachuntersucht werden. Diese Katamnesestichprobe entsprach hinsichtlich soziodemographischer Abhängigkeits- und Komorbiditätsmerkmalen der Ausgangsstichprobe.

1.Ergebnisse zur psychiatrischen Komorbidität mit Ausnahme der Persönlichkeitsstörungen (CIDI-Untersuchung): Bei 43.6% der Patienten wurde eine zusätzliche psychiatrische Lebenszeitdiagnose und bei 37.3% eine Aktualdiagnose gestellt. Diese Prävalenzraten sind entsprechend der Ausgangshypothese deutlich niedriger als in früheren Studien bei z.T. polyvalent Abhängigen. Im Vergleich mit Daten aus der Allgemeinbevölkerung war das Risiko einer psychiatrischen Zusatzdiagnose (Lebenszeitprävalenz) mit einer Odds Ratio von 1.4 bei den Alkoholabhängigen nur geringfügig erhöht, während das Risiko einer Aktualdiagnose (OR=3.0) dreimal so hoch war. Im Mittel wiesen die komorbiden Alkoholabhängigen bezogen auf die Lebenszeitprävalenz 2.6 zusätzliche Störungen auf. Bei 88.1% dieser Patienten handelte es sich u.a. um eine depressive und/oder Angststörung. Bei zwei Dritteln der Patienten (66.7%) mit zusätzlichen Lebenszeitdiagnosen hatte sich die Alkoholabhängigkeit chronologisch betrachtet als Zweitstörung entwickelt. Dieses globale Ergebnis ging auf der Ebene spezifischer diagnostischer Gruppen ausschließlich auf die Angststörungen, die dissoziativen und somatoformen Störungen zurück. Diese Störungen begannen im Mittel bereits im Jugend- oder sehr jungen Erwachsenenalter, während das vermehrte Trinken durchschnittlich im 31. Lebensjahr einsetzte.

2. Ergebnisse zur Komorbidität von Persönlichkeitsstörungen (IPDE-Untersuchung): Bei einem Drittel der Untersuchten (33.6%) wurde eine Persönlichkeitsstörung diagnostiziert, je zur Hälfte eine spezifische bzw. unspezifische/gemischte Persönlichkeitsstörung. Die häufigsten Diagnosen waren Schizoide Persönlichkeitsstörung (4.3%), Antisoziale Persönlichkeitsstörung (4.4%), Borderline-

Persönlichkeitsstörung (3.2%) und Selbstunsichere Persönlichkeitsstörung (5.2%). Im Vergleich mit der Allgemeinbevölkerung war das Risiko der Alkoholabhängigen, an einer Persönlichkeitsstörung zu leiden, um das 3.6fache erhöht.

3. Ergebnisse zur gesamten Komorbidität: Unter Einschluß der Persönlichkeitsstörungen betrug die Gesamtprävalenz aller Komorbiditätsdiagnosen 58.4%. Die Bestimmung diagnostischer Hauptgruppen ergab, daß bei 24.8% ausschließlich eine psychiatrische (CIDI-) Diagnose gestellt wurde (+/-), bei 14.8% ausschließlich eine Persönlichkeitsdiagnose (IPDE) (-/+), bei 18.8% Diagnosen aus beiden Bereichen (+/+) und bei 41.6% keine zusätzliche Diagnose (-/-). Das Risiko einer weiteren psychiatrischen Diagnose war bei den Patienten mit Persönlichkeitsstörung gegenüber denjenigen ohne Persönlichkeitsstörung um das 2.1fache erhöht.

4. Ergebnisse zum Abhängigkeitsverlauf: Der retrospektive Abhängigkeitsverlauf und der Verlauf in den 12 Monaten nach der Entlassung wies zwischen Patienten mit ausschließlicher psychiatrischer Diagnose (+/-) und den Patienten ohne Diagnose (-/-) keine nennenswerten Differenzen auf. Dagegen war der Verlauf sowohl bei Patienten mit ausschließlicher Persönlichkeitsstörung (-/+) als auch bei denjenigen mit Diagnosen aus beiden Bereichen (+/+) gekennzeichnet durch einen Beginn in früherem Alter, eine raschere Abhängigkeitsentwicklung, frühere erste Entzugsbehandlungen, höhere Trinkmengen, ein höheres Ausmaß von Entzugssymptomen, somatischen und sozialen Folgen bis zur Indexbehandlung. Im Katamnesenzeitraum waren diese Patienten etwas seltener abstinent geblieben und hatten insbesondere häufiger und mehr Alkohol konsumiert. Nach diesen Befunden sind frühere Ergebnisse, die generell einen ungünstigeren Verlauf der Alkoholabhängigkeit bei Komorbidität nahelegten, möglicherweise auf (den dort nicht näher bestimmten) Anteil von Patienten mit Persönlichkeitsstörungen zurückzuführen. Auch die Differenzierung in einen primären und sekundären Alkoholismus ergab keine davon abweichenden Ergebnisse. Zwischen den verschiedenen Persönlichkeitsstörungen ergaben sich keine gravierenden Verlaufsunterschiede.

5. Ergebnisse zur Suizidalität: 29.2% der Alkoholabhängigen hatten einen oder mehrere Suizidversuche in der Vorgeschichte unternommen, 14.1% der nachuntersuchten Probanden hatten Suizidgedanken in dem Jahr nach Entlassung entwickelt, und 8.1% hatten in diesem Zeitraum einen Suizidversuch unternommen. Das Suizidversuchsrisiko war im Katamnesejahr im Vergleich mit der Allgemeinbevölkerung um das 22- bis 44fache erhöht (Odds Ratio). Vier Hochrisikogruppen konnten identifiziert werden: 1. Patienten mit depressiver und Angststörung, 2. Patienten mit Persönlichkeitsstörung, 3. Patienten mit psychischer und Persönlichkeitsstörung, 4. Patienten mit Suizidversuchen in der Anamnese (für suizidale Ereignisse im Nachuntersuchungszeitraum). Suizidalität war unabhängig von der nosologischen Einordnung mit einem ungünstigeren Verlauf der Alkoholabhängigkeit assoziiert. Aus den Ergebnissen wird ein Risikomodell für Suizidaliät bei Alkoholismus abgeleitet, in dem komorbide psychische Störungen den Hauptrisikofaktor darstellen.

6. Typologie des Alkoholismus und psychiatrische Komorbidität: In einer Reanalyse der Daten mittels Clusteranalyse konnten zwei Typen der Alkoholabhängigkeit identifiziert werden, wie sie erstmals von Cloninger et al. (1981) beschrieben wurden. Typ B (bzw. Typ 2) Patienten waren überwiegend männlich, lebten seltener in einer Partnerschaft und waren häufiger arbeitslos als Typ A (bzw. Typ 1) Patienten. Sie waren auch häufiger familiär vorbelastet, wiesen eine früher einsetzende, rascher progrediente und schwerere Alkoholabhängigkeit sowie häufiger eine kriminelle Devianz auf. Unter dem Aspekt der Komorbidität zeigte sich, daß ein Viertel der Patienten in beiden Gruppen von einer psychischen Störung der Achse I (ohne gleichzeitige PS) betroffen waren, während die Hälfte der Typ B Patienten aber nur 22% der Typ A Patienten eine Persönlichkeitsstörung aufwies. Sowohl die kategorial-diagnostische als auch die dimensionale Auswertung der Persönlichkeitspathologie ergab, daß die Pathologie des Clusters B und z.T. der Cluster A und C mit dem Typ B Alkoholismus assoziiert war.

Ausblick: Für die künftige Komorbiditätsforschung ergibt sich aus der vorliegenden Untersuchung die schwer zu realisierende Forderung nach der Identifikation und Untersuchung reiner komorbider Gruppen, um spezifische Zusammenhänge zwischen Alkoholabhängigkeit und koexistenten Störungen genauer verstehen zu können. Aus der Vulnerabilitätsforschung gewonnene Befunde werden sich dann besonders gut auf die Komorbiditätsforschung anwenden lassen. So wird z.B. die Frage beantwortet werden können, ob die dämpfende Wirkung des Alkohols auf die psychophysiologische Stressantwort bei jungen nicht alkoholkranken Personen mit Angststörungen das Risiko zur Entwicklung einer Abhängigkeit erhöht und/oder, ob dies nur bei Risikopersonen mit erhöhter Vulnerabilität (positive familiäre Belastung) der Fall ist. Die Persönlichkeitspathologie wird in der Komorbiditätsforschung künftig wohl einen wesentlich breiteren Raum einnehmen als bisher, die Forschung steht hier noch am Anfang. So wurden kürzlich Zusammenhänge von Novelty Seeking (positiv) sowie Harm Avoidance (negativ) und frühem Trinkbeginn und Konsumhäufigkeit bestätigt (Cloninger et al., 1995; Howard et al., 1997).

Aus klinischer Sicht ist die Frage nach geeigneten Therapien für komorbide Patienten und die Frage nach der Differentialindikation besonders drängend. Dabei geht es einerseits um die Besserung der komorbiden Psychopathologie und andererseits um eine günstige Beeinflussung alkoholbezogenen Verhaltens. Bisher liegen zu diesen Themen fast keine Psychotherapiestudien vor und die pharmakologischen Studien erbrachten bisher noch keine kohärenten Ergebnisse.

9. Literatur

Acevedo A, Elder I, Harrison A: A Failure to Find Empirical Support for Beardslees and Vaillants Prediction about Alcoholism. Journal of Clinical Psychology 1988; 44: 837-841.

Ahrens B: Mortalität und Suizidalität bei psychischen Störungen. In: Freyberger HJ, Stieglitz R-D (Hrsg.): Kompendium der Psychiatrie und Psychotherapie. Basel Freiburg Paris: Karger, 1995; 533-551.

Alfano AM, Nerviano VJ, Thurstin AH: An MMPI-Based Clinical Typology for Inpatient Alcoholic Males: Derivation and Interpretation. Journal of Clinical Psychology 1987; 43: 431-437.

Allen MH, Frances RJ: Varieties of Psychopathology Found in Patients with Addictive Disorders. In: Meyer RE (Hrsg.): Psychopathology and Addictive Disorders. New York London: The Guilford Press, 1986; 17-40.

Alterman AI, Gerstley LJ, Strohmetz DB, McKay JR: Psychiatric Heterogeneity in Antisocial Alcoholics: Relation to Familial Alcoholism. Comprehensive Psychiatry 1991; 32: 423-430.

American Psychiatric Association: Diagnostic and Statistical Manual of Mental Disorders. Third Edition. Washington, D.C.: American Psychiatric Association, 1980.

American Psychiatric Association: Diagnostic and Statistical Manual of Mental Disorders. Third Edition - RevisHrsg. Washington, D.C.: American Psychiatric Association, 1987.

American Psychiatric Association: Diagnostic and Statistical Manual of Mental Disorders. Fourth Edition. Washington, D.C.: American Psychiatric Association, 1994.

Angst J: Das Komorbiditätskonzept in der in der psychiatrischen Diagnostik. In: Dilling H, Schulte-Markwort E, Freyberger HJ (Hrsg.): Von der ICD-9 zur ICD-10. Neue Ansätze in der Diagnostik psychischer Störungen in der Psychiatrie, Psychosomatik und Kinder- und Jugendpsychiatrie. Bern: Hans Huber, 1994; 41-48.

Anthenelli RM, Smith TL, Craig CE, Tabakoff B, Schuckit MA: Platelet monoamine oxidase activity levels in subgroups of alcoholics: diagnostic, temporal, and clinical correlates. Biological Psychiatry 1995; 38: 361-368.

Anthenelli RM, Smith TL, Irwin MR, Schuckit MA: A comparative study of criteria for subgrouping alcoholics: the primary/secondary diagnostic scheme versus variations of the type 1/type 2 criteria. American Journal of Psychiatry. 1994; 151: 1468-1474.

Antons K: Persönlichkeitsmerkmale des Süchtigen. Ursachen oder Folgen? In: Keup (Hrsg): Sucht als Symptom. Stuttgart: Thieme, 1981; 38-43.

Arolt V, Driessen M, Schürmann A: Psychische Störungen bei internistischen und chirurgischen Krankenhauspatienten: Prävalenz und Behandlungsbedarf. Nervenarzt 1995; 66: 670-677.

Arolt V, Driessen M: Alcoholism and Psychiatric Comorbidity in General Hospital Inpatients. General Hospital Psychiatry 1996; 18: 271-277.

Babor T, Campbell R, Room R, Saunders J: Lexikon of Alcohol and Drug Terms. Geneva: World Health Organization, 1994.

Babor T, Hofman M, DelBoca FK, et al.: Types of Alcoholics. I. Evidence for an Empirically Derived Typology Based on Indicators of Vulnerability and Severity. Archives of General Psychiatry 1992; 49: 599-608.

Barnes GE: The Alcoholic Personality. Journal of Studies on Alcohol 1979; 40: 571-634.

Bartels S, Drake RE, McHugo GJ: Alcohol Abuse, Depression, and Suicidal Behavior in Schizophrenia. American Journal of Psychiatry 1992; 149: 394-395.

Baving L, Olbrich H: Anxiety in alcohol dependent patients. Fortschritte Neurologie Psychiatrie 1996; 64: 83-89.

Benedetti G: Die Alkoholhalluzinose. Stuttgart: Thieme, 1952.

Benos J: Führt Alkohol zu Angstsyndromen? Sucht 1990; 16:15/13-23/19.

Bernadt M , Murray R : Psychiatric Disorder, Drinking and Alcoholism: What are the Links? British Journal of Psychiatry 1986; 148:393-400.

Biniek K: Alkoholismus und Depression. In: Schied H, Heimann H, Mayer K (Hrsg.): Der chronische Alkoholismus. Stuutgart New York: G. Fischer, 1989. 73-84

Biro M, Selakovic-Bursic S, Kapamadzija B: The Role of Depressive Disorder in the Suicidal Behavior of Alcoholics. Crisis 1991; 12: 64-68.

Bland RC, Newman SC, Orn H: Schizophrenia: Lifetime Comorbidity in a Community Sample. Acta Psychiatrica Scandinavica 1987; 75: 383-391.

Bleuler E: Lehrbuch der Psychiatrie. Berlin Heidelberg: Springer, 1955; 322.

Booth B, Yates W, Petty F: Patient Factors Predicting Early Alcohol Related Readmissions for Alcoholics: Role of Alcoholism Severity and Psychiatric Co-Morbidity. Journal of Studies on Alcohol 1991; 52: 37-43.

Bowen R, Cipywnyk D, D'Arcy C, Keegan D: Alcoholism, Anxiety Disorders and Agoraphobia. Alcoholism: Clinical and Experimental Research 1984; 8: 48-50.

Bronisch T, Garcia-Borreguero D, Flett S, Wolf R, Hiller W: The Munich Diagnostic Checklist for the Assessment of DSM-III-R Personality Disorders for Use in Routine Clinical Care and Research. European Archives of Psychiatry and Clinical Neurosciences 1992; 242: 77-81.

Bronisch T, Mombour W: Comparison of a Diagnostic Checklist with a Struc-tured Interview for the Assessment of DSM-III-R and ICD-10 Personality Disorders. Psychopathology 1994;27:312-320.

Bronisch T: Diagnostik von Persönlichkeitsstörungen nach den Kriterien aktueller internationaler Klassifikationssysteme. Verhaltenstherapie 1992; 2: 140-150.

Bronisch T: Zur Beziehung zwischen Alkoholismus und Depression anhand eines Überblicks über empirische Studien. Fortschritte Neurologie und Psychiatrie 1985; 53: 454-468.

Brown S, Inaba RK, Gillin JC, Schuckit MA, Stewart MA, Irwin MR: Alcoholism and Affective Disorder: Clinical Course of Depressive Symptoms. American Journal of Psychiatry 1995; 152: 45-52.

Brown T, Barlow M: Comorbidity Among Anxiety Disorders: Implications for Treatment and DSM-IV. Journal of Consulting and Clinical Psychology 1992; 60: 835-844.

Burch EA Jr: Suicide attempt histories in alcohol dependent men: differences in psychological profiles. International Journal of Addiction 1994; 29: 1477-1486.

Buydens-Branchey L, Branchey MH, Noumair D: Age of alcoholism onset: I. Relationship to psychopathology. Arch Gen Psychiatry 46:225-230, 1989

Buydens-Branchey L, Branchey MH, Noumair D: Age of alcoholism onset: II. Relationship to susceptibility to Serotonin precursor availability. Arch Gen Psychiatry 46:225-230, 1989

Cheng AT: Mental illness and suicide. A case control study in east Taiwan. Archives of General Psychiatry 1995; 52: 594-603.

Chouljian TL, Shumway M, Balancio E, Dwyer EV, Surber R, Jacobs M: Substance use among schizophrenic outpatients: prevalence, course, and relation to functional status. Annales of Clinical Psychiatry 1995; 7: 19-24.

Ciraulo DA, Sands BF, Shader RI: Critical Review of Liability for Benzodiazepine Abuse Among Alcoholics. American Journal of Psychiatry 1988; 145: 1501-1506.

Cloninger CR, Bohman M, Sigvarddson S: Inheritance of Alcohol Abuse - Cross-fostering Analysis of Adopted Men. Archives of General Psychiatry 1981; 38: 861-868.

Cloninger CR: A Systematic Method for Clinical Description and Classification of Personality Variants. Archives of General Psychiatry 1987; 44: 573-588.

Cloninger CR: Neurogenetic Adaptive Mechanism in Alcoholism. Science 236:410-416, 1987.

Cloninger CR, Sigvardsson S, Przybeck TR, Svrakic DM: Personality antecedents of alcoholism in a national area probability sample. European Archives of Psychiatry and Clinical Neurosciences 1995; 245: 239-244.

Conley JJ, Prioleau LA: Personality Typology of Men and Women Alcoholics in Relation to Etiology and Prognosis. Journal of Studies on Alcohol 1983; 44: 996-1010.

Cook BL, Winokur G, Fowler RC, Liskow BI: Classification of alcoholism with reference to comorbidity. Compr Psychiatry 1994; 35: 165-70.

Cornelius JR, Salloum IM, Day NL, Thase ME, Mann JJ: Patterns of suicidality and alcohol use in alcoholics with major depression. Alcoholism: Clinical and Experimental Research 1996; 20: 1451-1455.

Coryell W, Winokur G, Keller M, Scheftner W, Endicott J: Alcoholism and Primary Major Depression: A Family Study Approach to Coexisting Disorders. Journal of Affective Disorders 1992; 24: 93-99.

Costello RM: Schizoid Personality Disorder: A Rare Type in Alcoholic Populations. Journal of Personality Disorders 1989; 3: 321-328.

Cottler LB, Robins LN, Grant F, et al: The CIDI-Core Substance Abuse and Dependence Questions: Cross-Cultural and Nosological Issues. British Journal of Psychiatry 1991; 159: 653-658.

Cox B, Swinson R, Direnfeld D, Bourdeau D: Social Desirability and Self-Reports of Alcohol Abuse in Anxiety Disorder Patients. Behavior Research and Therapy 1994; 32: 175-178.

Cranach M von, Bose M von, Mombour W, et al: Personality Disorder Examination. Deutsche Fassung (unveröffentlichte Fassung). Kaufbeuren München Wien: Selbstverlag, 1988.

Cuffel BJ, Chase P: Remission and Relapse of Substance Use Disorders in Schizophrenia. Journal of Nervous and Mental Diseases 1994; 182: 342-348.

Davidson KM, Ritson EB: The Relationship between Alcohol Dependence and Depression. Alcohol and Alcoholism 1993; 28: 147-155.

Dawson DA, Grant BF: Family history of alcoholism and gender: their combined effects on DSM-IV alcohol dependence and major depression. J Stud Alcohol 1998; 59: 97-106.

DeJong AJ, van den Brink W, Hartefeld FM, van der Wielen EGM: Personality Disorders in Alcoholics and Drug Addicts. Comprehensive Psychiatry 1993; 34: 87-94.

Demel I: Veränderungen des Persönlichkeitsprofils von Alkoholikern unter Abstinenzbedingungen. Klinische Psychologie 1974; 3: 221-237.

Deutsche Gesellschaft für Suchtforschung und Suchttherapie: Dokumentationsstandards 2 für die Behandlung von Abhängigen. Freiburg i.B.: Lambertus, 1992.

Devon EJ, Abell CW, Hoffman PL, Tabakoff B, Cloninger CR: Platelet MAO Activity in Type I and Type II Alcoholism. Annals of the New York Academy of Sciences 1994; 708: 119-128.

Dilling H, Mombour W, Schmidt MH, Schulte-Markwort E: Internationale Klassifikation psychischer Störungen. ICD-10 Kapitel V (F). Forschungskriterien. Bern: Huber, 1994.

Dilling H, Mombour W, Schmidt MH: Internationale Klassifikation psychischer Störungen: ICD-10 Kapitel V (F). Klinisch-diagnostische Leitlinien. Bern: Huber, 1991.

Dilling H, Reimer C: Psychiatrie und Psychotherapie. Berlin Heidelberg New York: Springer, 1995.

Dilling H, Weyerer S: Psychische Erkrankungen in der Bevölkerung bei Erwachsenen und Jugendlichen. In: Dilling H, Weyerer S, Castell R (Hrsg.): Psychische Erkrankungen in der Bevölkerung. Stuttgart: Enke, 1984; 1-121.

Dilling H: Nosologische Einordnung von Patienten mit Doppeldiagnose Psychose und Sucht. In: Schwoon DR, Krausz M (Hrsg.): Psychose und Sucht. Krankheitsmodelle, Verbreitung, therapeutische Ansätze. Freiburg i.B.: Lambertus, 1992; 24-34.

Dinwiddie S, Reich T, Cloninger C: Solvent Use and Psychiatric Comorbidity. British Journal of Addiction 1990; 85: 1647-1656.

Dinwiddie SH, Reich T: Genetic and Family Studies in Psychiatric Illness and Alcohol and Drug Dependence. Journal of Addictive Disorders 1993; 12: 17-27.

Dominicus R: Das psychobiologische Krankheitsmodell der bifaktoriellen Neurosenstruktur des Alkoholismus. Drogalkohol 1990; 14: 3-17.

Drake RE, McLaughlin P, Pepper B, Minkoff K: Doppeldiagnose von psychischen Störungen und Substanzmissbrauch: Ein Überblick. In: Krausz M und Müller-Thomsen T (Hrsg.): Komorbidität. Therapie von psychischen Störungen und Sucht. Konzepte für Diagnostik, Behandlung und Rehabilitation. Freiburg im Breisgau: Lambertus, 1994; 209-218.

Drake RE, Vaillant GE: A Validity Study of Axis II of DSM-III. American Journal of Psychiatry 1985; 142: 553-558.

Drake RE, Wallach MA: Moderate Drinking Among people With Severe Mental Illness. Hospital and Community Psychiatry 1993; 44: 780-782.

Drake RE, Wallach MA: Substance Abuse Among The Chronically Mentally Ill.. Hospital and Community Psychiatry 1989; 40: 1041-1046.

Drake RE: Psychiatric Patients Have High Rate of Concurrent Addictive Disorders. Psychiatric Times 1990; 7: 18-19.

Driessen M, Arolt V, John U, Veltrup C, Dilling H: Psychiatric Comorbidity in Hospitalized Alcoholics after Detoxification Treatment. European Addiction Research 1996; 2: 17-23.

Driessen M, Dierse B, Dilling H: Depressive Störungen bei Alkoholismus. In: Krausz M and Müller-Thomsen T (Hrsg.): Komorbidität. Therapie von psychischen Störungen und Sucht. Freiburg im Breisgau: Lambertus, 1994; 35-49.

Driessen M, Hill A: Persönlichkeitsstörungen und Alkoholismus. Persönlichkeitsstörungen - Theorie und Therapie 1998[c]; 3: 112-118.

Driessen M, Veltrup C, Weber J, John U, Wetterling T, Dilling H: Psychiatric co-morbidity, suicidal behaviour and suicidal ideation in alcoholics seeking treatment. Addiction 1998[b]; 93: 889-894.

Driessen M, Veltrup C, Wetterling T, John U, Dilling H: Axis I and axis II comorbidity in alcohol dependence and the two types of alcoholism. Alcoholism: Clinical and Experimental Research 1998[a]; 22: 77-86.

Driessen M, Veltrup C: Zur Bedeutung des Alters bei Beginn des chronischen Alkoholismus. Psychiatrische Praxis 1994; 21: 24-28.

Dulit RA, Fyer MR, Haas GL, Sullivan T, Frances AJ: Substance Use in Borderline Personality Disorder. American Journal of Psychiatry 1990; 147: 1002-1007.

Dulz B, Schneider A: Borderline-Störungen. Theorie und Therapie. Stuttgart: Schattauer, 1994.

Literatur

Dunn GE, Paolo AM, Ryan JJ, Van Fleet J: Dissociative Symptoms in a Substance Abuse Population. American Journal of Psychiatry 1993; 150: 1043-1047.

Eckardt MJ, Stapleton JM, Rawlings RR, Davis EZ, Grodin DM: Neuropsychological Functioning in Detoxified Alcoholics Between 18 and 35 Years of Age. American Journal of Psychiatry 1995; 152: 53-59.

Eckardt MJ, Stapleton JM, Rawlings RR, Davis EZ, Grodin DM: Neuropsychological functioning in detoxified alcoholics between 18 and 35 years of age. American Journal of Psychiatry 1995; 152: 53-9.

Eckert J, Biermann-Ratjen EM, Müller K, Schacher G: Diagnostik und Therapie von Borderline-Patienten. In: Hautzinger M and Schulz W (Hrsg.): Klinische Psychologie und Psychotherapie. Tübingen/ Köln: Deutsche Gesellschaft für Verhaltenstherapie e. V., 1980; 15-29.

Eckert J, Papenhausen R, Biermann-Ratjen EM, Wuchner M: Untersuchung zur differentialdiagnostischen Abgrenzung von Borderline- gegenüber schizophrenen

Extein IL, Gold MS: Hypothesized Neurochemical Models for Psychiatric Syndromes in Alcohol and Drug Dependence. Addictive Diseases 1993; 12: 29-43.

Feighner JP, Robins E, Guze SB: Diagnostic Criteria for Use in Psychiatric Research. Archives of General Psychiatry 1972; 26: 57-64.

Feinstein AR: The Pretherapeutic Classification of Comorbidity in Chronic Disease. American Journal of Psychiatry 1970; 142: 1259-1264.

Fichter MM: Prävalenz von Alkoholabusus und -abhängigkeit in der Bevölkerung. In: Fichter MM (Hrsg.): Verlauf psychischer Erkrankungen in der Bevölkerung. Berlin Heidelberg New York: Springer, 1990; 72-83.

Fiedler P: Persönlichkeitsstörungen. Weinheim: Beltz Psychologie Verlags Union, 1994.

Fils Aime ML, Eckardt MJ, George DT, Brown GL, Mefford I, Linnoila M: Early onset alcoholics have lower cerebrospinal fluid 5 hydroxyindoleacetic acid levels than late onset alcoholics. Archives of General Psychiatry 1996; 53: 211-216.

Fleischhacker W, Kryspin-Exner K: The Psychopathology of Alcoholism. Drug and Alcohol Dependence 1986; 17: 73-79.

Folstein MF, Folstein S, Mc Hugh PR: Mini Mental State: A Practical for Grading the Cognitive State of Patients for the Clinicians. Journal of Psychiatric Research 1975; 12: 228-235.

Freyberger HJ, Schürmann A: Borderline-Persönlichkeitsstörungen und stofflicher Mißbrauch Komorbidität oder autoaggressive Symptomäquivalente?. In: Krausz M und Müller-Thomsen T (Hrsg.): Komorbidität. Therapie von psychischen Störungen und Sucht. Konzepte für Diagnostik,Behandlung und Rehabilitation. Freiburg im Breisgau : Lambertus, 1994; 50-62.

George DT, Nutt DJ, Dwyer BA, Linnoila M: Alcoholism and Panic Disorder: is the Comorbidity More Than Coincidence? Acta Psychiatrica Scandinavica 1990; 81: 97-107.

Girolamo G de, Reich JH: Epidemiology of Mental Disorders and Psychosocial Problems. Personality Disorders. Geneva: World Health Organization, 1993.

Goldenberg IM, Mueller T, Fierman EJ, Gordon A, Pratt L, Cox K, Park T, Lavori P, Goisman RM, Keller MB: Specificity of substance use in anxiety disordered subjects. Comprehensive Psychiatry 1995; 36: 319-328.

Goldman MS: Neuropsychological Recovery in Alcoholics: Endogenous and Exogenous Processes. Alcoholism: Clinical and Experimental Research 1986; 10: 136-144.

Goodwin D: Alcoholism and Suicide: Association Factors. In: Kaufman E.Encyclopedic Handbook of Alcoholism. New York: Gardner, 1982; 655-662.

Goodwin DW, Teilmann van Dusen K and Mednick SA: Longitudinal Research in Alcoholism. Boston, The Hague, Dordrecht, Lancaster: Kluwer. Nijhoff Publishing, 1984; 9-214.

Gorman D, Peters T: Types of Life Events and the Onset of Alcohol Dependence. British Journal of Addiction 1990; 85: 71-79.

Gottheil E, Waxman HM: Alcoholism and Schizophrenia. In: Kaufman E (Hrsg.): Encyclopedic Handbook of Alcoholism. New York: Gardner, 1982; 636-646.

Gunderson JG, Kolb JE, Austin V: The Diagnostic Interview for Borderline Patients. American Journal of Psychiatry 1981; 138: 896-903.

Guze SB, Woodruf RA, Clayton PJ: Secondary affective disorder: A study of 95 cases Preliminary Communication. Psychological Medicine 1971; 1: 426-428.

Haar M von den, Geiser I, Claasen D: Persönlichkeitsstörung und Sucht. In: Krausz M and Müller-ThomsenT: Komorbidität. Therapie von psychischen Störungen und Sucht. Konzepte für Diagnostik, Behandlung und Rehabilitation.. Freiburg im Breisgau : Lambertus, 1994; 118-123.

Harten R, Röhling P: Gibt es eine Suchtpersönlichkeit? In: Harten R, Röhling P, und Stender KP (Hrsg): Gibt es eine Suchtpersönlichkeit? Hamburg: Neuland, 1987; 103-110.

Hartocollis P: Borderline Syndrome and Alcoholism. In: Kaufman E (Hrsg.): Encyclopedic Handbook of Alcoholism. New York: Gardner, 1982; 628-635.

Hasin D, Grant B: Psychiatric Diagnosis of Patients with Substance Abuse Problems: A Comparison of Two Procedures, the DIS and the SADS-L. Journal of psychiatric Research 1987; 21: 7-22.

Hasin DS, Tsai WY, Endicott J, Mueller TI, Coryell W, Keller M: Five year course of major depression: effects of comorbid alcoholism. Journal of Affective Disorders 1996; 41: 63-70.

Hauser J, Rybakowski J: Three clusters of male alcoholics. Drug and Alcohol Dependence 1997; 48: 243-250.

Haver B, Dahlgren L: Early treatment of women with alcohol addiction (EWA): a comprehensive evaluation and outcome study. I. Patterns of psychiatric comorbidity at intake. Addiction 1995; 90: 101-109.

Heikkinen ME, Henriksson MM, Isometsa ET, Marttunen MJ, Aro HM, Lonnqvist JK: Recent life events and suicide in personality disorders. Journal of Nervous and Mental Disorders 1997 Jun, 185(6): 373 81

Helzer JE, Pryzbeck T: The Co-Occurence of Alcoholism with other Psychiatric Disorders in the General Population and its Impact on Treatment. Journal of Studies on Alcohol 1988; 49: 219-224.

Herz L, Volicer R, D'Angelo N, Gadish D: Additional Psychiatric Illness by Diagnostic Interview Schedule in Male Alcoholics. Comprehensive Psychiatry 1990; 30: 72-79.

Hesselbrock MN, Hesselbrock VM, Workman-Daniels KL: Effect of Major Depression and Antisocial Personality on Alcoholism: Course and Motivational Patterns. Journal of Studies on Alcohol 1986; 47: 207-212.

Hesselbrock MN, Meyer RE, Keener JJ: Psychopathology in Hospitalized Alcoholics. Archives of General Psychiatry 1985; 42: 1050-1055.

Hesselbrock MN: Childhood Behavior Problems and Adult Antisocial Personality Disorder in Alcoholism. In: Meyer RE (Hrsg.): Psychopathology and Addictive Disorders. New York London: Guilford, 1986; 78-93.

Hesselbrock VM: Family History of Psychopathology in Alcoholics: A Review and Issues. In: Meyer RE (Hrsg.): Psychopathology and Addictive Disorders. New York, London: Guilford, 1986; 41-56.

Hinkins C, Kahn MW, Conelly RF: The Indigent Alcoholic: Personality and Psychopathology. The International Journal of the Addictions 1988; 23: 1271-1280.

Hirschfeld R, Hasin D, Keller M, Endicott J, Wunder J: Depression and Alcoholism: Comorbidity in a Longitudinal Study. In: Maser JD and Cloninger CR (eds.): Comorbidity of Mood and Anxiety Disorders. Washington London: American Psychiatric Press, 1990; 293-304.

Hirschfeld R, Kosier T, Keller M, Lavori P, Endicott J: The Influence of Alcoholism on the Course of Depression. Journal of Affective Disorders 1989; 16: 151-158.

Howard MO, Kivlahan D, Walker RD: Cloninger's tridimensional theory of personality and psychopathology: applications to substance use disorders. Journal of Studies on Alcohol 1997; 58: 48-66.

Irwin M, Schuckit M, Smith TL: Clinical Importance of Age at Onset in Type 1 and Type 2 Primary Alcoholics. Archives of General Psychiatry 1990; 47: 320-324.

Jaffe J, Ciraulo D: Alcoholism and Depression. In: Meyer RE (Hrsg.): Psychopathology and Addictive Disorders. New York, London: Guilford, 1986; 293-319.

Jaspers K: Allgemeine Psychopathologie. Berlin Heidelberg: Springer, 1948.

Johannessen D, Cowley D, Walker R, Jensen C, Parker L: Prevalence, Onset, and Clinical Recognition of Panic States in Hospitalized Male Alcoholics. American Journal of Psychiatry 1989; 146: 1201-1203.

John U, Schnofl A, Veltrup C, Wetterling T, Kanitz R, Dilling H: Merkstörungen im Benton Test bei Alkoholabhängigen nach dem Entzug. Sucht 1992; 38: 232-237.

John U, Schnofl A, Wetterling T, Kanitz R, Dilling H: Gedächtnisdefizite Alkoholabhängiger in den ersten Wochen der Abstinenz. Zeitschrift für Klinische Psychologie 1991; 39: 348-356.

Johnson EO, van den Bree MB, Pickens RW: Subtypes of alcohol dependent men: a typology based on relative genetic and environmental loading. Alcoholism: Clinical and Experimental Research 1996; 20: 1472-1480.

Johnson V: The relationship between parent and offspring comorbid disorders. Journal of Substance Abuse 1995; 7: 267-80.

Jost A, Hermle R, Spitzer M, Oepen G: Zur klinischen und labortechnischen Differenzierung des Alkoholentzugssyndroms ("Prädelir") und des Alkoholdelirs. Psychiat Prax 1992; 19: 16-22.

Kähler W-H: SPSS für Windows. Datenanalyse unter Windows. Braunschweig Wiesbaden: Vieweg, 1994.

Kammeier ML, Hoffmann H, Loper RG: Personality Characteristics of Alcoholics as College Freshmen and at Time of Treatment. Quarterly Journal of Studies on Alcohol 1973; 34: 390-399.

Kanzow W: The Clinical Stages of Alcoholic Delirium and their Therapeutic Significance. Acta Psychiatrica Scandinavica 1986; 329: 124-128.

Kaufman E, McNaul J: Recent Developments in Understanding and Treating Drug Abuse and Dependence. Hospital and Community Psychiatry 1992; 43: 223-236.

Keeler M: Alcoholism and Affective Disorder. In: Kaufman E (ed.): Encyclopedic Handbook of Alcoholism. New York: Gardner, 1982; 618-627.

Kellermann B: Wann hört Ihr endlich auf mit der Modediagnose "Borderline Persönlichkeitsstörung". Sucht 1994; 6: 441-442.

Kendler K, Heath H, Neale M, Kessler R, Eaves L: Alcoholism and Major Depression in Women. A Twin Study of the Causes of Comorbidity. Archives of General Psychiatry 1993; 50: 690-698.

Kendler KS, Davis CG, Kessler RC: The familial aggregation of common psychiatric and substance use disorders in the National Comorbidity Survey: a family history study. British Journal of Psychiatry 1997; 170: 541-548.

Kendler KS, Walters EE, Neale MC, Kessler RC, Heath AC, Eaves LJ: The structure of the genetic and environmental risk factors for six major psychiatric disorders in women. Phobia, generalized anxiety disorder, panic disorder, bulimia, major depression, and alcoholism. Archives of General Psychiatry 1995; 52: 374-383.

Khantzian EJ: The Selfmedication Hypothesis of Addictive Disorders: Focus on Heroin and Cocaine Dependence. American Journal of Psychiatry 1985; 142: 1259-1264.

Kiesler C, Simpkins C, Morton T: Prevalence of Dual Diagnoses of Mental and Substance Abuse Disorders in General Hospitals. Hospital and Community Psychiatry 1991; 42: 400-403.

Kirkpatrick B, Johnson MS, Earpe JA, Fletcher, RH: Accuracy of Chart Diagnoses of Alcoholism in Patients with a History of Psychosis. Psychiatric Medicine 1988; 6: 65-71.

Klein H, Pittman DJ: PerceivEd consequences Associated With the Use of Beer, Wine, Destilled Spirits and Wine Coolers. International Journal of Addiction 1990; 25: 471-493.

Klerman GL: Approaches to the Phenomena of Comorbidity. In: Maser JD and Cloninger CR (eds.): Comorbidity of Anxiety and Mood Disorders. Washington London: American Psychiatric Press, 1990; 13-37.

Knorring A von, Bohmann M, von Knorring L, Oreland L: Platelet MAO Activity as a Biological Marker in Subgroups of Alcoholism. Acta Psychiatrica Scandinavica 1995; 72: 51-58.

Knorring L von, Palm U, Andersson A-E: Relationship Between Treatment Outcome and Subtype of Alcoholism in Men. Journal of Studies on Alcohol 1985; 46: 388-391.

Knorring L von, von Knorring AL, Smigan L, Lindberg U, Edholm M: Personality Traits in Subtypes of Alcoholics. Journal of Studies on Alcohol 1987; 48: 523-527.

Koenigsberg HW, Kaplan RD, Gilmore MM, Cooper AM: The Relationshp Between Syndrome and Personality Disorder in DSM-III: Experience With 2462 Patients. American Journal of Psychiatry 1985; 142: 207-212.

Kolodner G, Frances R: Recognizing Dissociative Disorders in Patients with Chemical Dependency. Hospital and Community Psychiatry 1993; 44: 1041-1043.

Kosten T, Kleber H: Differential Diagnosis of Psychiatric Comorbidity in Substance Abusers. Journal of Substance Abuse Treatment 1988; 5: 201-206.

Kozaric-Kovacic D, Folnegovic Smalc V, Folnegovic Z, Maruic A: Influence of alcoholism on the prognosis of schizophrenic patients. Journal of Studies on Alcohol 1995; 56: 622-627.

Kraepelin E: Psychiatrie. Ein Lehrbuch für Studirende und Aerzte. Leipzig: Von Johann Ambrosius Barth, 1899.

Kraus A: Depression und Sucht. Nervenarzt 1981; 52: 629-634.

Krausz M: Konsequenzen für die Konzeptbildung. In: Krausz M und Müller-Thomsen T (Hrsg.): Komorbidität. Therapie von psychischen Störungen und Sucht. Konzepte für Diagnostik, Behandlung und Rehabilitation. Freiburg im Breisgau: Lambertus, 1994; 219-237.

Krausz M: Schwere psychiatrische Krankheit und schädlicher Gebrauch psycho-troper Substanzen. Überblick über das Krankheitsspektrum. In: Krausz M und Müller-Thomsen T (Hrsg.): Komorbidität. Therapie von psychischen Störungen und Sucht. Konzepte für Diagnostik, Behandlung und Rehabilitation. Freiburg i.B.: Lambertus, 1994a; 196-208.

Kreienbrock L, Schach S (Hrsg.): Biometrie. Epidemiologische Methoden. Stuttgart Jena: G. Fischer, 1995; 45-50.

Küfner H, Feuerlein W, Flohrschütz T: Die stationäre Behandlung von Alkoholabhängigen: Merkmale von Patienten und Behandlungseinrichtungen, katamnestische Ergebnisse. Suchtgefahren 1986; 32: 1-86.

Küfner H: Angst und Alkohol. In: Faust V (Hrsg.): Angst-Furcht-Panik. Stuttgart: Hippokrates, 1986; 141-147.

Küfner H: Zur Persönlichkeit von Alkoholabhängigen. In: Kirschewski E (Hrsg.): Alkoholismus-Therapie. Kassel: Nicol-Verlag, 1981; 23-39.

Kushner MG, Kenneth MA, Bietman BD: The Relation Between Alcohol Problems and the Anxiety Disorders. American Journal of Psychiatry 1990; 147: 685-695.

Kushner MG, Mackenzie TB, Fiszdon J, Valentiner DP, Foa E, Anderson N, Wangensteen D: The effects of alcohol consumption on laboratory induced panic and state anxiety. Archives of General Psychiatry 1996; 53: 264-270.

Kushner MG, Sher KJ: Comorbidity of Alcohol and Anxiety Disorders Among College Students: Effects of Gender and Family History of Alcoholism. Addictive Behavior 1993; 18: 543-552.

Lehman A, Myers C, Thompson J, Corty E: Implications of Mental and Sub-

Lesch OM: Chronischer Alkoholismus. Typen und ihr Verlauf. Eine Langzeitstudie. Stuttgart New York: Thieme, 1985.

Lewis CE, Rice J, Andreasen N, Clayton PJ, Endicott J: Alcoholism in Antisocial and Nonantisocial Men with Unipolar Major Depression. Journal of Affective Disorders 1985; 9: 253-263.

Lewis CE, Rice J, Helzer JE: Diagnostic Interactions Alcoholism and Antisocial Personality. The Journal of Nervous and Mental Disease 1983; 171: 105-113.

Links PS, Heslegrave RJ, Mitton JE, van Reekum R, Patrick J: Borderline personality disorder and substance abuse: consequences of comorbidity. Canadian Journal of Psychiatry 1995; 40: 9-14.

Lippmann S, Manshadi M: Depression in Alcoholics by the NIMH-Diagnostic Interview SchEdule and Zung Self-Rating Depression Scale. The International Journal of Addiction 1987; 22: 273-281.

Litt MD, Babor TF, DelBoca FK, Kadden RM, Cooney NL: Types of Alcoholics, II Application of an Empirically DerivEd Typology to Treatment Matching. Archives of General Psychiatry 1992; 49: 609-614.

Logue P, Gentry W, Linnoila M, Erwin C: Effect of Alcohol Consumption on State Anxiety Changes in Male and Female Nonalcoholics. American Journal of Psychiatry 1978; 135: 1079-1081.

Loranger AW, Hirschfeld R, Sartorius N, Regier DA: The WHO/ADAMHA International Pilot Study of Personality Disorders: Background and Purpose. Journal of Personality Disorders 1991; 5: 296-306.

Loranger AW, Sartorius N, Andreoli A, et al: The International Personality Disorder Examination. The WHO/ADAMHA International Pilot Study of Personality Disorders. Archives of General Psychiatry 1994; 51: 215-224.

Loranger AW: Personality Disorder Examination (PDE) Manual. New York: Autorenverlag, 1988.

MacAndrew C: Evidence for the Presence of Two Fundamentally Different Age-Independent Characterological Types within UnselectEd Runs of Male Alcohol and Drug Abusers. American Journal of Drug and Alcohol Abuse 1979; 6: 207-221.

Maier W, Hallmayer J, Lichtermann D, Philipp M, Klingler T: The Impact of the Endogenous Subtype on the Familial Aggregation of Unipolar Depression. European Archives of Psychiatry and Clinical Neurosciences 1991; 240: 355-362.

Maier W, Lichtermann D, Klingler D, Heun R, Hallmayer J: Prevalences of Personality Disorders (DSM-III-R) in the Community. Journal of Personality Disorders 1992; 6: 187-196.

Maier W, Lichtermann D, Minges J, Delmo C, Heun R: The relationship between bipolar disorder and alcoholism: a controlled family study. Psychological Medicine 1995; 25: 787-796.

Maier W, Lichtermann D, Minges J: The relationship between alcoholism and unipolar depression a controlled family study. Journal of Psychiatric Research 1994 May Jun, 28(3): 303 17

Maier W, Merikangas K: Co-occurrence and contransmission of affective disorders and alcoholism in families. British Journal of Psychiatry 1996; 30 (Suppl.): 93-100.

Malone KM, Haas GL, Sweeney JA, Mann JJ: Major depression and the risk of attempted suicide. Journal of Affective Disorders 1995; 34: 173-185.

Mann K: Alkohol und Gehirn. Berlin Heidelberg New York: Springer, 1992.

Martin CS, Arria AM, Mezzich AC, Bukstein OG: Patterns of Polydrug Use in Adolescent Alcohol Abusers. American Journal of Drug and Alcohol Abuse 1993; 19: 511-521.

Martin Ed, Sher KJ: Family History of Alcoholism, Alcohol Use Disorders and the Five Factor Model of Personality. Journal of Studies on Alcohol 1994; 55: 81-90.

Maser JD, Cloninger CR: Comorbidity of Anxiety and Mood Disorders: Introduction and Overview. In: Maser JD and Cloninger CR (eds.): Comorbidity of Mood and Anxiety Disorders. Washington London: American Psychiatric Press, 1990; 3-12.

McGue M, Slutske W, Taylor J, Iacono WG: Personality and substance use disorders: I. Effects of gender and alcoholism subtype. Alcoholism: Clinical and Experimental Research 1997; 21: 513-520.

McLellan AT, Luborsky L, Woody GE, O'Brien CP, Druley KA: Predicting Response to Alcohol and Drug Abuse Treatments. Role of Psychiatric Severity. Archives of General Psychiatry 1983; 40: 620-625.

McLellan AT: "Psychiatric Severity" as a PrEdictor of Outcome from Substance Abuse Treatments. In: Meyer RE (Hrsg.): Psychopathology and Affective Disorders. New York-London: Guilford, 1986; 97-139.

McMahon R, Davidson R : An Examination of Depressed Vs. Nondepressed Alcoholics in Inpatient Treatment. Journal of Clinical Psychology 1986; 42: 177-184.

Merikangas K, Risch NJ, Weissman MM: Comorbidity and Co-transmission of Alcoholism, Anxiety and Depression. Psychological Medicine 1994; 24: 69-80.

Merikangas KR, Angst J: Comorbidity and social phobia: evidence from clinical, epidemiologic, and genetic studies. European Archives of Psychiatry and Clinical Neurosciences 1995; 244: 297-303.

Merikangas KR, Angst J: Comorbidity and social phobia: evidence from clinical, epidemiologic, and genetic studies. European Archives of Psychiatry and Clinical Neurosciences 1995; 244: 297-303.

Merikangas KR, Risch NJ, Weissman MM: Comorbidity and co transmission of alcoholism, anxiety and depression. Psychological Medicine 1994; 24: 69-80.

Meyer RE, Kranzler HR: Alcohol Abuse/ Dependence and Comorbid Anxiety and Depression. In: Maser JD and Cloninger CR.Comorbidity of Mood and Anxiety Disorders. Washington London: American Psychiatric Press, 1990; 283-292.

Meyer RE: How to Understand the Relationship between Psychopathology and Addictive Disorders: Another Example of the Chicken and the Egg. In: Meyer RE. Psychopathology and Addictive Disorders. New York London: Guilford, 1986; 3-38.

Miller NS: Comorbidity of Psychiatric and Alcohol/Drug Disorders: Interactions and Independent Status. Addictive Diseases 1993; 12: 5-16.

Minkoff K, Drake RE: Dual Diagnosis of Major Mental Illness and Substance Use Disorder. San Francisco: Jossey-Bass, 1991.

Mombour W, Zaudig M, Berger P, et al: International Personality Disorder Examination (IPDE). Deutschsprachige Fassung (unveröffentlicht). München Wien Kaufbeuren, 1993.

Moore RH: Construct Validity of the MacAndrew Scale: Secondary Psychopathic and Dysthymic-Neurotic Character Orientations among Adolescent Male Misdemeanor Offenders. Journal of Studies on Alcohol 1985; 46: 128-131.

Morgenstern J, Langenbucher J, Labouvie E, Miller KJ:The comorbidity of alcoholism and personality disorders in a clinical population: prevalence rates and relation to alcohol typology variables. Journal of Abnormal Psychology 1997; 106: 74-84.

Mullaney J , Trippett C : Alcohol Dependence and Phobias: Clinical Description and Relevance. British Journal of Psychiatry 1979; 135: 565-573.

Murphy E, Wetzel R : The Lifetime Risk of Suicide in Alcoholism. Archives of General Psychiatry 1990; 47: 383-392.

Murphy GE, Armstrong JW, Hermele SL, Fischer JR, Clendenin WW: Suicide and Alcoholism: Interpersonal Loss Confirmed as a Predictor. Archives of General Psychiatry 1979; 36: 65-69.

Nace EP, Davis CW, Gaspari JP: Axis II Comorbidity in Substance Abusers. American Journal of Psychiatry 1991; 148: 118-120.

Nace EP, Saxon JJ, Shore N: A Comparison of Borderline and Nonborderline Alcoholic Patients. Archives of General Psychiatry 1983; 40: 54-56.

Nerviano VJ, Gross HW: Personality Types of Alcoholics on Objective Inventories. A Review. Journal of Studies on Alcohol 1983; 44: 837-851.

Nerviano VJ: Personality Patterns of Alcoholics Revisited: Delineation Against the MMPI and Clinical Implications. International Journal of Addiction 1981; 16: 723-729.

Nestadt G, Romanoski AJ, Samuels JF, Folstein MF, McHugh PR: The Relationship Between Personality and DSM-III Axis I Disorders in the Population: Results From an Epidemiological Survey. American Journal of Psychiatry 1992; 149: 1228-1233.

Nie NH, Hull CH, Jenkins JG, Steinbrenner H, Bent DH: SPSS: Statistical Package for the Social Science. New York: McGraw-Hill, 1975.

Nixon SJ, Parsons OA: Application of the Tridimensional Personality Questionnaire to a Population of Alcoholics and Other Substance Abusers. Alcoholism: Clinical and Experimental Research 1990; 14: 513-517.

Nordström G, Berglund M: Type 1 and Type 2 Alcoholics (Cloninger & Bohman) have Different Patterns of Successful Long-term Adjustment. British Journal of Addiction 1987; 82: 761-769.

Osher F , KofoEd L : Treatment of Patients With Both Psychiatric and Psychopactive Substance Use Disorders. Hospital and Community Psychiatry 1989; 40: 1025-1030.

O'Sullivan K, Rynne C, Miller J, O'Sullivan S, Fitzpatrick, V, Hux M, Cooney J, Clare A : A Follow-up Study on Alcoholics with and without Co-existing Affective Disorder. Brit J Psychiat 1988; 152: 813-819.

O'Sullivan K, Whillans P, Daly M, Carroll B, Clare A, Cooney J: A Comprasionof Alcoholics with and without Coexisting Affective Disorder. Brit J Psychiat 1983; 143: 133-138.

Othmer E, Penick EC, Powell BJ: Psychiatric Diagnostic Interview. Los Angeles: Western Psychological Services, 1981.

Ott C: Alkoholismus. Morphologische und psychopathologische Aspekte eines mehrdimensionalen Problems. Regensburg: Roderer, 1996.

Parker JB, Meiller RM, Andrews GW: Major Psychiatric Disorders Masquerading as Alcoholism. Southern Medical Journal 1960; 53: 560-565.

Penick EC, Powell B , Liskow BI, Jackson OJ, Nickel EJ: The Stability of Coexisting Psychiatric Syndromes in Alcoholic Men after One Year. Journal of Studies on Alcohol 1988; 49: 395-405.

Perry JC: Problems and Considerations in the Valid Assessment of Personality Disorders. American Journal of Psychiatry 1992; 149: 1645-1653.

Pfister H, Wittchen H-U, Weigel A: CIDI Computer Programme. Computergestützte Diagnostik nach ICD-10 und DSM-III-R mit dem Composite International Diagnostic Interview (CIDI). Weinheim: Beltz Test, 1990.

Pickens RW, Svikis DS, McGue M, LaBuda MC: Common genetic mechanisms in alcohol, drug, and mental disorder comorbidity. Drug and Alcohol Dependendence 1995; 39: 129-138.

Polich JM: The Validity of Self-Reports in Alcoholism Research. Addictive Behavior 1982; 7: 123-132.

Powell B , Penick E , Nickel E , Liskow BI, Riesenmy KE, Campion SL, Brown EF: Outcomes of Co-Morbid Alcoholic Men: A 1-Year Follow-Up. Alcoholism: Clinical and Experimental Research 1992; 16: 131-138.

Powell B , Penick E , Othmer E, Bingham S , Rice A : Prevalence of Additional Psychiatric Syndromes Among Male Alcoholics. Journal of Clinical Psychiatry 1982; 43: 404-407.

Powell B , Read M , Penick E , Miller N , Bingham S : Primary and Secondary Depression in Alcoholic Men: An Important Distinction? Journal of Clinical Psychiatry 1987; 48: 98-101.

Rada RT: Alcoholism and Sociopathy: Diagnostic and Treatment Implications. In: Kaufman E.Encyclopedie Handbook of Alcoholism. New York: Gardner, 1982; 647-654.

Rauchfleisch U: Psychodynamik und Psychotherapie von Alkoholabhängigen mit dissozialen Tendenzen. Sucht 1991; 37: 289-299.

Regier DA, Burke, Jr., Burke KC: Comorbidity of Affective and Anxiety Disorders in the NIMH Epidemiologic Catchment Area. In: Maser JD and Cloninger CR.Comorbidity of Mood and Anxiety Disorders. Washington London: American Psychiatric Press, 1990; 113-122.

Regier DA, Farmer ME, Rae DS, Locke BZ, Keith SJ: Comorbidity of Mental Disorders With Alcohol and Other Drug Abuse. JAMA 1990; 264: 2511-2518.

Reich J, Yates W, Nduaguba M: Prevalence of DSM-III Personality Disorders in the Community. Social Psychiatry and Psychiatric Epidemiology 1989; 24: 12-16.

Reimer C, Arentewicz G: Kurzpsychotherapie nach Suizidversuch. Berlin Heidelberg New York: Springer, 1993.

Rhode-Dachser C: Borderlinestörungen. In: Psychiatrie der Gegenwart. Bd.1. Neurosen, Psychosomatische Erkrankungen, Psychotherapie. Kisker KP, Lauter H, Meyer JE, Müller C, Strömgren E (Hrsg.): Berlin Heidelberg New York: Springer, 1986.

Robins LN, Helzer JE, Croughan J, Ratcliff KS: National Institute of Mental Health Diagnostic Interview Schedule. Archives of General Psychiatry 1981; 38: 381-389.

Robins LN, Wing J, Wittchen H-U, Helzer JE, Babor TF, et al.: The Composite International Diagnostic Interview. Archives of General Psychiatry 1989; 45: 1069-1077.

Rommelspacher H, Schmidt LG, Helmchen H: Pathobiochemie und Pharmakotherapie des Alkoholentzugssyndroms. Nervenarzt 1991; 62: 649-657.

Ross HE, Glaser FB, Germanson T: The Prevalence of Psychiatric Disorders in Patients With Alcohol and Other Drug Problems. Archives of General Psychiatry 1988a; 45: 1023-1031.

Ross HE, Glaser FB, Stiasny S: Sex Differences in the Prevalence of Psychiatric Disorders in Patients With Alcohol and Drug Problems. Br J Addict 1988b; 83: 1179-1192.

Ross HE: Benzodiazepine Use and Anxiolytic Abuse and Dependence in Treated Alcoholics. Addiction 1993; 88: 209-218.

Rost, W-D: Psychoanalyse des Alkoholismus. Stuttgart: Klett-Cotta, 1987.

Rounsaville BJ, Bryant K, Babor T, Kranzler H, Kadden R: Cross System Agreement for Substance Use Disorders: DSM-III-R, DSM-IV and ICD-10. Addiction 1993; 88: 337-348.

Rounsaville BJ, Dolinsky CS, Babor TF, Meyer RE: Psychopathology as a Predictor of Treament Outcome in Alcoholics. Archives of General Psychiatry 1987; 44: 505-513.

Roy A, DeJong J, Lamparski D, George T, Linnoila M: Depression Among Alcoholics. Archives of General Psychiatry 1991; 48: 428-432.

Roy A: Aetiology of secondary depression in male alcoholics. British Journal of Psychiatry 1996; 169: 753-757.

Rush AJ, Feldman-Koffler F, Weissenburger JE, Giles DE, Roffwarg HP, Orsulak PJ: Depression spectrum disease with and without depression in first-degree relatives. Journal of Affective Disorders 1995; 35: 131-8.

Samuels JF, Nestadt G, Romanoski AJ, Folstein MF, McHugh PR: DSM-III Personality Disorders in the Community. American Journal of Psychiatry 1994; 151: 1055-1062.

Sass H: Psychopathie - Soziopathie - Dissozialität. Berlin Heidelberg New York: Springer, 1987.

Schneider K: Psychischer Befund und psychiatrische Diagnose. Leipzig: Thieme, 1939.

Schneier F, Johnson J, Hornig C, Liebowitz M, Weissman M: Social Phobia. Comorbidity and Morbidity in an Epidemiologic Sample. Archives of General Psychiatry 1992; 49: 282-288.

Scholz H: Das Ausfallssyndrom nach Unterbrechung der Alkoholabhängigkeit. Fortschritte Neurologie und Psychiatrie 1982; 50: 279-296.

Schuckit M: Alcoholic Patients With Secondary Depression. American Journal of Psychiatry 1983; 140: 711-714.

Schuckit M: Genetic and Clinical Implications of Alcoholism and Affective Disorder. American Journal of Psychiatry 1986; 143: 140-147.

Schuckit MA, Hesselbrock V: Alcohol Dependence and Anxiety Disorders: What Is the Relationship? American Journal of Psychiatry 1994; 151: 1723-1734.

Schuckit MA, Irwin M, Howard T, Smith T: A Structured Diagnostic Interview for Identification of Primary Alcoholism: A Preliminary Evaluation. Journal of Studies on Alcohol 1988; 49: 93-99.

Schuckit MA, Irwin M, Mahler HIM: Tridimensional Personality Questionnaire Scores of Sons of Alcoholic and Nonalcoholic Fathers. American Journal of Psychiatry 1990; 147: 481-487.

Schuckit MA, Tipp JE, Bergman M, Reich W, Hesselbrock VM, Smith TL: Comparison of induced and independent major depressive disorders in 2,945 alcoholics. American Journal of Psychiatry. 1997^a 154: 948-57.

Schuckit MA, Tipp JE, Bucholz KK, Nurnberger JI Jr, Hesselbrock VM, Crowe RR, Kramer J: The life time rates of three major mood disorders and four major anxiety disorders in alcoholics and controls. Addiction 1997^b 92: 1289 304.

Schuckit MA, Tipp JE, Smith TL, Shapiro E, Hesselbrock VM, Bucholz KK, Reich T, Nurnberger JI, Jr: An evaluation of Type A and B alcoholics. Addiction 90:1189-1203, 1995

Schuckit MA: Alcoholism and Sociopathy. Diagnostic Confusion. Quarterly Journal of Studies on Alcohol 1973; 34: 157-164.

Schuckit MA: The Clinical Implications of Primary Diagnostic Groups Among Alcoholics. Archives of General Psychiatry 1985; 42: 1043-1049.

Sellman JD, Joyce PR: Does depression predict relapse in the 6 months following treatment for men with alcohol dependence? Aust N Z J Psychiatry 1996; 30: 573-578.

Semler G: Reliabilität und Validität des Composite International Diagnostic Interview. Regensburg: Roderer, 1990.

Sigvardsson S, Bohman M, Cloninger CR: Replication of the Stockholm adoption study. Confirmatory cross-fostering analysis. Arch Gen Psychiatry 53:681-687, 1996

Skinner HA: Lifetime Drinking History: Administration and Scoring Guidelines. Toronto: Addiction Research Foundation, 1979.

Smail P, Stockwell T, Canter S, Hodgson R: Alcohol Dependence and Phobic Anxiety States. I. A Prevalence Study. British Journal of Psychiatry 1984; 144: 53-57.

Smith EM, North CS, Spitznagel EL: Alcohol, Drugs, and Psychiatric Comorbidity Among Homeless Women: An Epidemiological Study. Journal of Clinical Psychiatry 1993; 54: 82-87.

Smyth NJ, Washousky RC: The coping styles of alcoholics with axis II disorders. Journal of Substance Abuse 1995; 7: 425-435.

Smyth NJ: Differences in Situational Heavy Drinking Among Alcoholics With and Without Comorbid Personality Disorders. VI Congress on the Treatment of Addictive Behavior 1993; Santa Fé, USA (Abstract).

Sobell L , Cunningham J , Sobell M , Toneatto T: A Life-Span Perspective on Natural Recovery (Self-Change) From Alcohol Problems. In: Baer J , Marlatt G, and McMahon R .Addictive Behaviors Across the Life Span. Newbury Park-London- New Delphi: Sage, 1993; 34-66.

Sobell LC, Sobell MB: Effects of Three Interview Factors on the Validity of Alcohol Abusers Self-Reports. Am J Drug Alcohol Abuse 1981; 8: 225-237.

Soyka M: Psychopathological Characteristics in Alcohol Hallucinosis and Paranoid Schizophrenia. Acta Psychiatrica Scandinavica 1990; 81: 255-259.

Soyka M: Sucht und Schizophrenie. Nosologische, klinische und therapeutische Fragestellungen. 1. Alkoholismus und Schizophrenie. Fortschr Neurol Psychiat 1994; 62: 71-87.

Spitzer C, Freyberger HJ, Kessler C, Kömpf D: Psychiatrische Komorbidität dissoziativer Störungen in der Neurologie. Nervenarzt 1994; 65: 680-688.

Spitzer M, Degkwitz R: Zur Diagnose des DSM-III. Nervenarzt 1986; 57: 698-704.

Spitzer RL, Fleiss JL: A Re-analysis of the Reliability of Psychiatric Diagnosis. Brit J Psychiat 1974; 125: 341-347.

stance Use Disorders. The Journal of Nervous and Mental Disease 1993; 181: 365-370.

Stangl D, Pfohl B, Zimmerman M, Bowers W, Corenthal C: A Structured Interview for the DSM-III Personality Disorders. A Preliminary Report. Archives of General Psychiatry 1985; 42: 591-596.

Stein B von der, Podoll K: Borderline-Persönlichkeitsstörung bei Patienten mit chronischem Alkoholismus. Sucht 1994; 2: 99-106.

Stockwell T, Hodgson R, Rankin H: Tension Reduction and the Effect of Prolonged Alcohol Consumption. British Journal of Addiction 1982; 77: 65-73.

Stockwell T, Smail P, Hodgson R, Canter S: Alcohol Dependence and Phobic Anxiety States: A Retrospective Study. British Journal of Psychiatry 1984; 144: 58-63.

Stoetzer A, Poser W, Becker R (1988): Empirical Evaluation Studies Concerning Completed Suicide and Addiction. In: Moeller H.-J, Schmidtke A, Welz R (eds): Current Issues of Suicidology. Berlin Heidelberg New York: Springer, 114-118.

Suominen K, Henriksson M, Suokas J, Isometsa E, Ostamo A, Lonnqvist J: Mental disorders and comorbidity in attempted suicide. Acta Psychiatrica Scandinavica 1996; 94: 234-240.

Svanum S, Dallas CL: Alcoholic MMPI Types and their Relationship to Patient Characteristics, Polydrug Abuse, and Abstinence Following Treatment. Journal of Personality Assessment 1981; 45: 278-287.

Tarter DE, McBride H, Buonpane N, Schneider DU: Differentiation of Alcoholics. Archives of General Psychiatry 1977; 34: 761-768.

Tarter RE, Edwards KL: Multifactorial Etiology of Neuropsychological Impairment in Alcoholics. Alcoholism: Clinical and Experimental Research 1986; 10: 128-135.

Tarter RE, McBride H, Buonpane N, Schneider DU: Differentiation of Alcoholics. Childhood History of Minimal Brain Dysfunction, Family History, and Drinking Pattern. Archives of General Psychiatry 1979; 34: 761-768.

Thevos AK, Johnston AL, Latham PK, Randall CL, Adinoff B, Malcolm R: Symptoms of Anxiety in Patient Alcoholics with and without DSM-III.R Anxiety Diagnoses. Alcoholism: Clinical and Experimental Research 1991; 15: 102-105.

Thome J, Wiesbeck GA, Vince GH: Carbamazepin in der Behandlung des Alkoholentzugssyndroms-Eine Übersicht zum aktuellen Forschungsstand. Fortschr itte Neurologie Psychiatrie 1994; 62: 125-133.

Tiecks F, Einhäupl K : Behandlungsalternativen des Alkoholdelirs. Nervenarzt 1994; 65: 213-219.

Tómasson K, Vaglum P: A Nationwide Representative Sample of Treatment-Seeking Alcoholics: A Study of Psychiatric Comorbidity. Acta Psychiatr Scand 1995; 92: 378-385.

Tousignant M, Kovess V: Borderline Traits Among Community Alcoholics and Problem-Drinkers: Rural-Urban Differences. Canadian Journal of Psychiatry 1989; 34: 796-799.

Uchtenhagen A: Schizophrenia and substance dependence. Schweizer Archiv für Neurologie und Psychiatrie 1995; 146(5): 215-23.

und neurotisch-depressiven Störungen. Psychotherapie Psychosomatik und Medizinische Psychologie 1991; 41: 320-327.

Vaglum S, Vaglum P: Borderline and Other Mental Disorders in Alcoholic Female Psychiatric Patients: A Case Control Study. Psychopathology 1985; 18: 50-60.

Vaillant DG, Drake RE: Maturity of Ego Defenses in Relation to DSM-III Axis II Personality Disorder. Archives of General Psychiatry 1985; 42: 597-601.

Vaillant GE: The Natural History of Alcoholism. Cambridge/Mass.: Harvard University Press, 1983.

Verheul R, Hartgers C, Van den Brink W, Koeter MW: The Effect of Sampling, Diagnostic Criteria and Assessment Procedures on the Observed Prevalence of DSM-III-R Personality Disorders among Treated Alcoholics. J Stud Alcohol 1998; 59: 227-36.

Virkkunen M: Alcoholism and Antisocial Personality. Acta Psychiatrica Scandinavica 1979; 59: 493-501.

Walker R , Howard M , Lambert M , Suchinsky R: Psychiatric and Medical Comorbidities of Veterans With Substance Use Disorders. Hospital and Community Psychiatry 1994; 45: 232-237.

Weiss K , Rosenberg D : Prevalence of Anxiety Disorder Among Alcoholics. Journal of Clinical Psychiatry 1985; 46: 3-5.

Weiss R , Mirin S , Frances R : The Myth of the Typical Dual Diagnosis Patient. Hospital and Community Psychiatry 1992; 43: 107-108.

Weiss R , Mirin S , Griffin M : Methodological Considerations in the Diagnosis of Coexisting Psychiatric Disorders in Substance Abusers. British Journal of Addiction 1992; 87: 179-187.

Weissman MM: The Epidemiology of Personality Disorders: A 1990 Update. Journal of Personality Disorders 1993; Supplement: 44-62.

Westermeyer J, Neider J: Social Networks and Psychopathology Among Substance Abusers. American Journal of Psychiatry 1988; 145: 1265-1269.

Wetterling T: Delir. Stand der Forschung. Fortschritte Neurologie Psychiatrie 1994; 62: 280-289.

Weyerer S: Zur Methodik in der psychiatrisch-epidemiologischen Forschung. Gesundheitswesen 1993; 55: 1-7.

Whitters A , Cadoret R , Troughton E, Widmer R : Suicide Attempts in Antisocial Alcoholics. The Journal of Nervous and Mental Disease 1987; 175: 624-626.

Whitters A , Cadoret R , Widmer R : Factors Associated with Suicide Attempts in Alcohol Abusers. Journal of Affective Disorders 1985; 9: 19-23.

Wing JK, Cooper JE, Sartorius N: Measurement and Classification of Psychiatric Symptoms. New York: Cambridge University Press, 1974;

Winokur G, Black D , Nasrallah A: Depressions Secondary to Other Psychiatric Disorders and Medical Illnesses. American Journal of Psychiatry 1988; 145: 233-237.

Winokur G, Black D : Psychiatric and Medical Diagnoses as Risk Factors for Mortality in Psychiatric Patients: A Case-Control Study. American Journal of Psychiatry 1987; 144: 208-211.

Winokur G, Rimmer J, Reich T: Alcoholism IV: Is There More Than One Type Of Alcoholism? British Journal of Psychiatry 1971; 118: 525-531.

Winokur G, Zimmerman M, Cadoret R : Cause the Bible Tells Me So. Archives of General Psychiatry 1988; 45: 683-684.

Winokur G: Alcoholism and Depression. Substance and Alcohol Actions / Misuse 1983; 4: 111-119.

Winokur G: Genetic Findings and Methodological Considerations in Manic Depressive Disease. British Journal of Psychiatry 1970; 117: 267-274.

Wiseman EJ: Alcohol Dependence May Be the Missing Link Between Posttraumatic Stress Disorder and Panic. Archives of General Psychiatry 1994; 51: 429-430.

Wittchen H-U, Essau CA, Zerssen D von, Krieg J-C, Zaudig M: Lifetime and Six-Month Prevalence of Mental Disorders in the Munich Folloe-Up Study. European Archives of Psychiatry and Clinical Neurosciences 1992; 241: 247-258.

Wittchen H-U, Hand I, Hecht H: Prävalenz, Komorbidität und Schweregrad von Angststörungen. Ergebnisse der Münchner Follow-up Studie (MFS). Zeitschrift für Klinische Psychologie 1989; 18: 117-133.

Wittchen H-U, Semler G, Zerssen D von: A Comparison of Two Diagnostic Methods. Archives of General Psychiatry 1985; 42: 677-684.

Wittchen H-U, Semler G: Composite International Diagnostic Interview. Interviewheft und Manual. Weinheim Basel: Beltz, 1991.

Wurmser L: Flight from Conscience: Experiences with the Psychoanalytic Treatment of Compulsive Drug Abusers. Part Two: Dynamic and Therapeutic Conclusions from the Experiences with Psychoanalysis of Drug Users. Journal of Substance Abuse Treatment 1987; 4: 169-179.

Yoshino A, Kato M, Takeuchi M, Ono Y, Kitamura T: Examination of the Tridimensional Personality Hypothesis of Alcoholism Using Empirically Multivariate Typology. Alcohololism: Clinical and Experimental Research 1994; 18: 1121-1124.

Zeiler J: Schizophrenie und Alkohol. Zur Psychopathologie schizophrener Bewältigungsstile. Berlin: Springer, 1990; 1-154.

Zimmerman M, Coryell W: DSM-III Personality Disorder Diagnoses in a Nonpatient Sample. Archives of General Psychiatry 1989; 46: 682-689.

Zimmerman M, Coryell WH: Diagnosing Personality Disorders in the Community. Archives of General Psychiatry 1990; 47: 527-531.

Zimmerman M: Diagnosing Personality Disorders. A Review of Issues and Research Methods. Archives of General Psychiatry 1994; 51: 225-245.

Anhang

Tabellen zum Kapitel 6.1. Psychiatrische Komorbidität

Tabelle 6.1.1.3: Soziodemographische Variablen und Komorbiditätsdiagnosen nach ICD-10 (Lebenszeitprävalenz, CIDI-Interview): Geschlecht und Alter

Diagnosen	Geschlecht (%)			Alter (Jahre)			
	m	CHI² df=1	Sign.	MW	SD	Z^a	Sign.
FX ≥ 1 Diagnose n=109	67.9			40.1	9.0		
Keine Komorbidität[b] n=104	72.1	0.45	ns	44.2	8.7	3.42	.001
F0 Psychoorg. Störungen n=8	62.0	0.33	ns	45.6	13.2	0.36	ns
F2 Schizophrene Störungen n=6	83.3	0.36	ns	38.5	7.5	1.69	ns
F3 Affektive Störungen n=53	60.4	2.23	ns	40.7	9.1	2.36	.02
F31 Bipolar n=2	50.0	-	-	41.5	10.6	-	-
F32 Depressive Episode n=22	59.1	1.46	ns	39.3	8.2	2.36	.02
F33 Rezidiv. depressiv n=21	66.7	0.25	ns	41.0	10.4	1.60	ns
F34 Dysthymia n=28	57.1	2.31	ns	40.0	8.9	2.30	.02

F4 Angststörungen n=71			69.0	0.20	ns	38.4	8.2	4.20	.0001
F40 Phobien n=60			76.7	0.41	ns	38.2	8.5	4.08	.0001
	F40.0 Agorap. n=12		50.0	2.50	ns	41.2	6.3	1.24	ns
	F40.1 Soziale P. n=22		77.3	0.25	ns	39.5	8.7	2.46	.01
	F40.2 Spezif. P. n=42		76.2	0.25	ns	36.7	8.0	4.41	.0001
F41 Andere Angststör. n=19			47.4	4.54	.03	37.5	6.3	3.10	.002
	F41.0 Panikstör. n=5		40.0	2.37	ns	37.0	7.0	1.72	ns
	F41.1 General. n=10		60.0	0.65	ns	38.3	7.1	2.07	.04
	F41.x Übrige n=5		40.0	2.37	ns	34.8	5.0	2.42	.02
F42 Zwangsstörungen n=4			75.0	-	-	39.0	3.8	1.30	ns
F44 Dissoziative Stör. n=10			70.0	0.20	ns	44.7	9.2	0.13	ns
F45 Somatoforme Stör. n=17			64.7	0.39	ns	39.2	11.1	1.91	ns
F50 Anorexie n=1			0.0	-	-	37.0	-	-	-

[a] Mann-Whitney U-Test
[b] alle Vergleiche gegen Fälle ohne Diagnose im CIDI- oder (I)PDE-Interview (Persönlichkeitsstörung)

Tabelle 6.1.1.4: Soziodemographische Variablen und Komorbiditätsdiagnosen nach ICD-10 (Lebenszeitprävalenz, CIDI-Interview): Familienstand und Berufstätigkeit in den letzten 12 Monaten (n=250)

Diagnosen	Familienstand (%)					Berufstätig > 6 M. (%)		
	verh.	getr.	led.	CHI^2 df=2	Sign.	ja	CHI^2 df=1	Sign.
FX ≥ 1 Diagnose n=109	41.3	28.4	30.3			42.2		
Keine Komorbidität[a] n=115	55.8	29.8	14.4	8.28	.02	55.8	3.92	.05
F0 Psychoorg. St. n=8	75.0	0	25.0	3.41	ns	12.5	5.60	.02
F2 Schizophrene St. n=6	33.3	0	66.7	11.3	.003	33.3	1.15	ns
F3 Affektive Störungen n=53	34.0	32.1	34.0	9.88	.007	43.4	2.15	ns
F31 Bipolar n=2	0	50.0	50.0	-	-	50.0	-	-
F32 Depress. Episode n=22	36.4	27.3	36.4	6.13	.05	50.0	0.24	ns
F33 Rez. depr. St. n=21	28.6	33.3	38.1	7.92	.02	47.6	0.47	ns
F34.1 Dysthymia n=28	39.3	28.6	32.1	4.97	ns	42.9	1.48	ns

F4　　Angststörungen n=71		40.8	29.6	29.6	6.60	.04	40.8	3.76	.05
	F40　Phobien n=60	41.7	28.3	30.0	6.11	.05	36.7	5.56	.02
		F40.0　Agorap. n=12	41.7	41.7	16.7	0.92	ns	41.7	0.86	ns
		F40.1　Soz. P. n=22	50.0	22.7	27.3	2.23	ns	27.3	5.90	.02
		F40.2　Spez. P. n=42	38.1	26.2	35.7	8.58	.01	38.1	3.74	.05
	F41　And. Angstst. n=19	36.8	21.1	42.1	8.81	.02	42.1	1.21	ns
		F41.0　Panikst. n=5	0	40.0	60.0	8.95	.01	60.0	0.35	ns
		F41.1　General. n=10	60.0	10.0	30.0	2.71	ns	40.0	0.91	ns
		F41.x　Übrige n=5	40.0	20.0	40.0	2.37	ns	40.0	0.48	ns
	F42　Zwangsstörungen n=4	25.0	50.0	25.0	-	-	75.0	-	-
	F44　Dissoziative Stör. n=10	20.0	30.0	50.0	8.80	.01	40.0	0.91	ns
	F45　Somatoforme St. n=17	29.4	11.8	58.8	17.6	.0002	58.8	0.06	ns
	F50　Anorexie n=1	100	-	-	-	-	100	-	-

b alle Vergleiche gegen Fälle ohne Diagnose im CIDI- oder IPDE-Interview

Tabelle.6.2.2: CIDI-Diagnosen: Primärer und sekundärer Alkoholismus nach Geschlecht, n=250 (%)

Diagnosen	männl.[a]		weibl.[a]	
	prim. Alkoh.	sek. Alkoh.	prim. Alkoh.	sek. Alkoh.
Alle Diagnosen n=104	33.8	62.2	20.6	76.5
F 3 Affektive Störung n=52	46.9	37.5	35.0	55.2
F 32 Depressive Episode n=22	53.8	23.1	44.4	44.4
F 33 Rez. depressive Störung n=20	42.9	50.0	16.7	66.7
F 34.1 Dysthymia n=28	50.0	37.5	50.0	50.0
F 4 Angststörung n=71	26.5	69.4	22.7	72.7
F 40 Phobie n=60	23.9	71.7	7.1	85.7
F 40.0 Agoraphobie n=12	66.7	16.7	16.7	66.7
F 40.1 Soziale Phobie n=22	23.5	76.5	20.0	80.0
F 40.2 Spezifische Phobie n=42	21.9	75.0	-	90.0
F 41 Andere Angststörung n=19	66.7	22.2	40.0	60.0
F 41.1 Generalisierte Angstst. n=10	66.7	16.7	50.0	50.0
F 44 Dissoziative Störung n=10	28.6	57.1	-	100.0
F 45 Somat---oforme Störung n=17	45.5	54.5	-	100.0

[a] CHI^2-Test in allen Fällen ns

Tabellen zum Kapitel 6.4. Abhängigkeitsverlauf - Retrospektive Untersuchung

Tabelle 6.4.2.1: Bisheriger Abhängigkeitsverlauf bei den diagnostischen Hauptgruppen (Lebenszeitprävalenz)

Merkmal	Diagnose-Gruppen				Bonferroni-Test $p<.05$
	(1) nur CIDI n=62	(2) nur IPDE n=37	(3) beide n=47	(4) keine Diagn. n=104	
Alter bei 1. Konsum	15.4* (2.8)	15.4 (2.1)	14.9 (3.5)	16.3 (3.3)	ns
1. Rausch	17.9 (3.1)	17.3 (4.0)	16.8 (3.2)	20.4 (6.5)	1,2,3 vs 4
1. vermehrtem Konsum	32.7 (10.1)	26.2 (9.6)	26.0 (8.7)	33.7 (10.3)	1,4 vs 2,3
1. mißbräuchl. Konsummuster	33.3 (9.8)	27.7 (9.9)	26.4 (8.8)	34.5 (10.6)	1,4 vs 2,3
1. abhängigem Konsummuster	37.2 (9.0)	33.8 (11.0)	32.7 (7.8)	37.1 (9.6)	1,4 vs 3
1. Entzugsbehandlung	39.9 (8.9)	34.9 (8.8)	32.7 (7.8)	40.9 (9.7)	1,4 vs 3 2 vs 4
Dauer vermehrtes Trinken bis zur aktuellen Aufnahme (J.)	10.2 (8.0)	15.3 (10.6)	9.4 (3.9)	10.4 (7.7)	1,3,4 vs 2
Anzahl Trinkphasen	9.4 (3.9)	7.8 (3.3)	9.4 (3.9)	8.6 (4.1)	ns
Mittlere Dauer T. (Jahre)	4.4 (1.9)	4.6 (1.7)	3.7 (1.7)	4.8 (2.7)	3 vs 4

Abstinenz letzte 6 Monate (Wochen)	4.8 (6.3)	4.7 (7.0)	5.2 (6.9)	5.6 (7.1)	ns
Konsum letzte 6 Monate g reiner Alkohol/Tag	189 (128)	294 (155)	304 (206)	181 (119)	1,4 vs 2,3
Trinktage letzte 30 Tage (Anzahl)	23.5 (8.4)	26.3 (7.1)	23.9 (9.2)	21.4 (9.6)	2 vs 4
Entzugssymptome (0-10)	4.1 (2.7)	5.0 (2.2)	5.8 (2.2)	3.8 (2.2)	2,3 vs 4 1 vs 3
Somatische Folgen (0-32)	3.5 (2.5)	3.8 (2.5)	5.0 (2.8)	3.1 (2.3)	1,4 vs 3
Soziale Folgen (0-8)	3.7 (1.9)	4.5 (2.0)	4.9 (1.9)	3.4 (2.0)	1,4 vs 3 2 vs 4

[a] Patienten ohne CIDI-Diagnose und ohne IPDE-Diagnose
• angegeben sind MW und (SD)

Tabelle 6.4.1.4: Art und Häufigkeit von Entzugssymptomen (retrospektiv, n=250)

	%		%
Tremor	76.8	Magenschmerzen	34.8
Schlafstörungen	57.2	Cephalgien	17.6
Angst/Depressivität	45.6	Schwächegefühl	57.2
Schwitzen	74.0	Halluzinationen	15.6
Tachykardie	36.0	Krampfanfall	20.4

Anhang

Tabelle 6.4.1.5: Somatische Symtome und Erkrankungen, die direkt oder indirekt mit chronischerAlkoholintoxikation assoziiert sind[a]: retrospektive Häufigkeitsangaben (n=250).

	%		%
Alkoholhepatitis	3.6	Häufige Tachykardien	14.8
Leberverfettung / erhöhte y-GT	76.0	Periphere Dysästhesien	10.0
Leberzirrhose	4.0	Gangstörungen	19.6
Ösophagusvarizen	3.2	Häufiger Schwindel / Synkopen	9.2
Gastrointestinale Blutung	7.2	Hypertonus	20.0
Sonstige Hämorrhoiden	11.6	Herzinfarkt	4.8
Chronische Inappetenz, Völlegefühl	34.0	Herzinsuffizienz, Kardiomyopathie	2.4
Chronische Gastritis	29.6	Art. Verschlußkrankheit	2.4
Ulcera ventriculi / duodeni	9.6	Periphere Frakturen	21.6
Pankreatitis	13.6	Schädelfraktur	5.6
Diabetes mellitus	2.4	Schädel-Hirn-Trauma ohne Bewußtlosigkeit	6.8
Häufige Dysphagie	2.8	Schädel-Hirn-Trauma mit Bewußtlosigkeit	11.6
Chronische Diarrhoe (> 3x/ Woche und > 1 Monat)	16.0	Intracerebrales Hämatom	1.2
Erektionsstörung (ohne Intoxikation)	7.2		

[a]Die Merkmale sind geordnet nach gastrointestinalen, vegetativ und peripherpolyneuropathischen, kardiovaskulären und traumatischen Störungen

Tabelle 6.4.1.6: Soziale Folgen des Alkoholismus: retrospektive Häufigkeitsangaben (n=250)

	%		%
Vorwürfe durch Familie	82.4	Konflikt mit Polizei / Verhaftung	52.0
Vorwürfe von Freunden, Arzt, Pfarrer	63.6	Bestrafung wegen Trunkenheit am Steuer	45.2
Probleme am Arbeitsplatz / Schule	40.4	Abbruch einer wichtigen interpersonalen Beziehung	37.2
Schlägereien unter Alkohol	22.4	Einschränkung wichtiger sozialer Aktivitäten	46.4

Printed in Poland
by Amazon Fulfillment
Poland Sp. z o.o., Wrocław